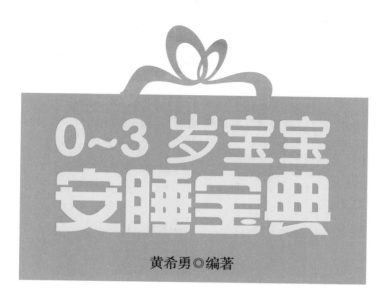

0~3 岁宝宝安睡宝典

黄希勇◎编著

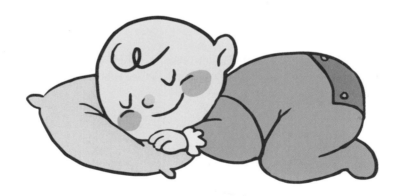

U0225650

中国妇女出版社

图书在版编目（CIP）数据

0～3岁宝宝安睡宝典 / 黄希勇编著.－－北京：中
国妇女出版社，2018.7
ISBN 978-7-5127-1597-4

Ⅰ．①0… Ⅱ．①黄… Ⅲ．①婴幼儿—睡眠—基本知
识 Ⅳ．①R174

中国版本图书馆CIP数据核字（2018）第108470号

0～3岁宝宝安睡宝典

作　　者：黄希勇　编著
责任编辑：肖玲玲
封面设计：金版文化
责任印制：王卫东
出版发行：中国妇女出版社
地　　址：北京市东城区史家胡同甲24号　　邮政编码：100010
电　　话：（010）65133160（发行部）　　65133161（邮购）
网　　址：www.womenbooks.cn
法律顾问：北京市道可特律师事务所
经　　销：各地新华书店
印　　刷：北京中科印刷有限公司
开　　本：170×240　1/16
印　　张：12
字　　数：200千字
版　　次：2018年7月第1版
印　　次：2018年7月第1次
书　　号：ISBN 978-7-5127-1597-4
定　　价：39.80元

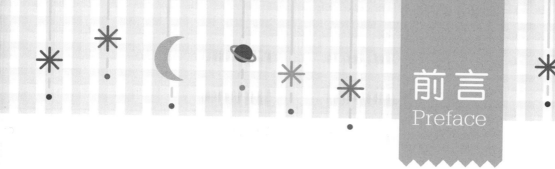

　　看着怀抱中熟睡的宝宝，似乎世界瞬间变得安静，而他轻柔的呼吸声、睡梦中的微笑，这一切都让你激动不已。世间的美好也不过如此吧。然而，当你轻轻地将怀抱中的宝宝放到床上，还没转身，他便已经开始扭动身体，随后就开始哭闹。

　　可能身边的人会告诉你，小宝宝都是这样，等他长大了就好了。然而，好不容易熬过了抱睡的痛苦，宝宝可能又会出现新的睡眠问题，如睡眠不安、容易惊醒、早醒等。你是否曾不断地问自己，为什么我的宝宝不能乖乖地睡觉？其他妈妈又是怎么做的呢？

　　可能你会求助于各种育儿论坛、育儿APP或公众号，甚至会求助育儿专家。然而，面对众多碎片式的信息，你可能又会疑惑，我到底应该听谁的？在解决宝宝单个的睡眠问题后，有没有实用的方法对宝宝进行综合的睡眠训练？《0～3岁宝宝安睡宝典》以通俗易懂的文字，帮助父母对宝宝的睡眠问题有一个全面、理性的认识，并针对不同月龄宝宝，提出可操作的睡眠训练方法供家长参考。

　　育儿之路充满艰辛，我们衷心希望所有父母能理性看待宝宝睡眠问题，并通过科学的方法，从宝宝出生起便帮宝宝形成良好的睡眠习惯，让宝宝安睡、健康成长。

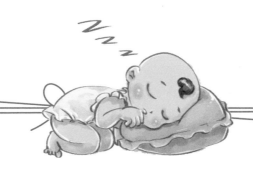

目录
Contents

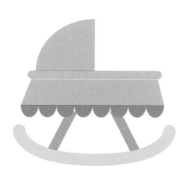

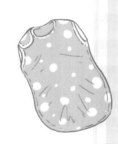

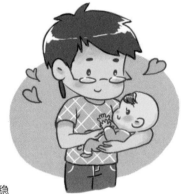

Part 2　0～3个月，培养宝宝睡眠习惯的关键期

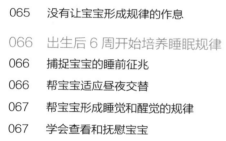

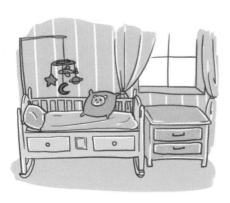

Part 3 4～12个月，完成睡眠习惯的阶段

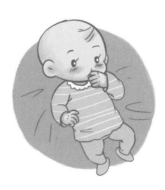

Part 4　1～3岁，让宝宝做个安睡小天使

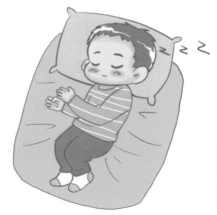

Part 5　解决睡眠问题，让宝宝爱上睡觉

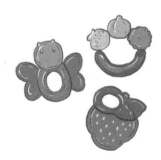

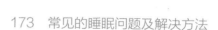
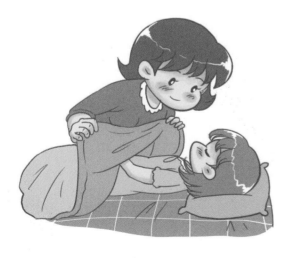

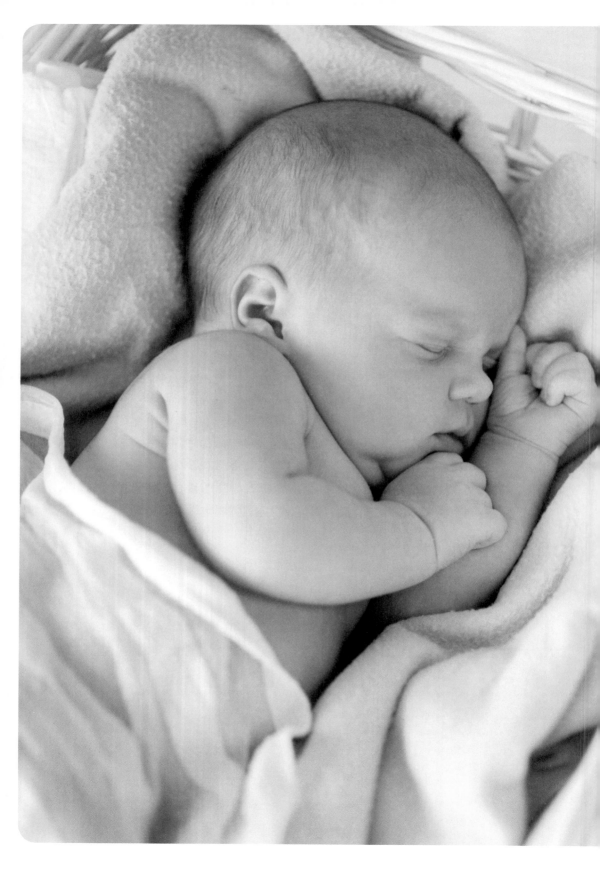

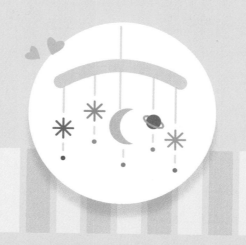

Part 1

了解睡眠科学，
让宝宝的睡眠不再是问题

　　婴幼儿一天中的大部分时间都在睡眠中度过，尤其是婴儿，良好的睡眠对宝宝的生长发育至关重要。然而，尽管父母对宝宝睡眠的重要性有所认识，但面对宝宝的睡眠问题，很多新手爸妈还是犯了难。究竟宝宝每天睡多久才合适？宝宝什么时候睡更好？哪种睡姿更合适？宝宝睡眠不好的原因是什么？针对婴幼儿睡眠的这些问题，本章将一一为您解答。

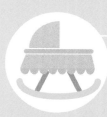

优质睡眠对宝宝有多重要

香甜又舒适的睡眠会令人感到精神振奋、心情舒畅。尽管小宝宝不能准确表达这样的感受，但实际上他们比成年人更需要高质量的睡眠。睡眠时间的长短与质量的好坏，直接影响到宝宝的身体发育和心智发展。

★ 睡得好，宝宝免疫力更强

人体在正常情况下能对入侵的各种抗原物质产生抗体，并通过免疫反应将其清除，保护人体健康。有实验证明，人在被施行催眠，保证充足的睡眠之后，其血液中的T淋巴细胞和B淋巴细胞均有明显上升，而淋巴细胞正是人体免疫力的主力军，这也意味着机体抵抗疾病侵袭的能力得到了加强。这在某种程度上说明了保证充足的睡眠在增强人体免疫力方面的重要性。睡眠有利于提高人体免疫力，对宝宝来说也是如此。

★ 睡得好，宝宝更聪明

睡眠对宝宝来说，有非常明显的益智作用。有研究证明，睡眠不足的婴儿，其专注力和注意力都较差，而睡眠比较好的婴儿，其智力发育普遍较好。对于稍微大一点儿的宝宝而言，睡眠对宝宝的记忆力、创造力、精神状态等方面都有很好的促进作用。如果宝宝长期睡眠不足，容易对外界的事物失去兴趣，影响宝宝情绪的发展和认知水平的提高。

宝宝睡觉时有近一半的时间，是脑部在对日间接收的信息进行整理、重组和认知，保证充足的睡眠有助于宝宝脑部完成这项"工作"。然而，很多家长常误解宝宝眼皮转动是将近睡醒的现象，因此去打断宝宝睡眠。

随着宝宝脑部不断发育，保证优质而充足的睡眠，还能帮助宝宝记住大脑刚接收到的信息，尤其是在帮助宝宝记忆大量相似信息时特别有效。

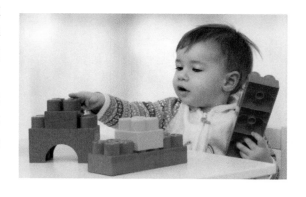

★ 睡得好，宝宝长更高

据研究，宝宝熟睡时的生长速度是醒着时的3倍。这是因为在宝宝入睡后，位于大脑底部的脑垂体能分泌较多的生长激素，生长激素的作用就是促进骨骼、肌肉、结缔组织等的增长。青春期以前的儿童，只有在睡眠时才分泌生长激素。睡眠充足，则生长激素分泌量多，作用时效长。一般生长激素在夜间22点到凌晨1点为分泌高峰期，占总分泌量的20%～40%。实验表明，当人在睡眠时生长激素分泌旺盛，这种生长激素正是使小儿得以发育、身体功能得到完善的重要因素。

与此同时，人在睡眠时肌肉放松，也有利于关节和骨骼的伸展。睡眠不足或睡眠质量不高会使宝宝出现反应迟钝、吃饭胃口差、体重增长缓慢、记忆力减退、注意力不集中等问题。因此，保证充足的睡眠时间、提高睡眠质量，对宝宝生长发育至关重要。人与人之间存在着个体差异，不能强求一致，相同年龄的宝宝，每日睡眠时间可能会相差2～3小时。有些宝宝虽然睡觉少，但精力旺盛，食欲良好，没有一丝困倦的表现，那就不必担心。

★ 睡得好，宝宝情绪更稳定

睡眠是一种生理性保护，由于新生儿的视觉、听觉神经均发育不完善，对外界的各种声光刺激容易产生疲劳，所以，睡眠时间长。随着年龄的增长，各系统发育逐渐完善，接受外界事物的能力和兴趣也越强，睡眠时间会逐渐缩短。不过，婴幼儿的生长发育还不够完善，充足的睡眠有助于宝宝

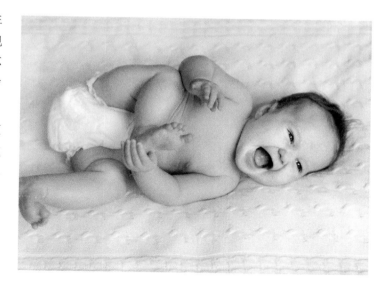

恢复精力。因此，睡眠对情绪状态也有很大的影响，如果婴幼儿缺乏睡眠或睡眠质量不高，易出现易怒、烦躁、行为障碍等情况，还容易发生意外伤害。

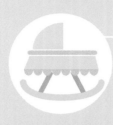

了解婴幼儿的睡眠常识

刚出生的宝宝几乎整天都在睡觉，随着宝宝的成长，他白天清醒的时间越来越长，而夜间的睡眠也逐渐形成自己的规律。父母只有了解婴幼儿睡眠的基础知识，才能更轻松地帮宝宝拥有好睡眠。

★ 婴幼儿的睡眠结构

人的生命在遵循着一定节律进行着周期性的变化，人在一天中要经历两种完全不同的行为状态：觉醒和睡眠。而睡眠又包含着两种不同的状态：一种是非眼球快速运动睡眠（NREM），表现为心率和呼吸规律，身体运动少，为安静睡眠的时期。在这一时期又分为3个阶段，第1、2阶段为浅睡眠期，第3阶段为深睡眠期。另一种是眼球的快速运动睡眠（REM)，主要表现为全身肌肉松弛，心率和呼吸加快，躯体活动较多，醒后可有梦的回忆，这是活动睡眠时期。正常成人睡眠总时间的75%左右处在非眼球快速运动睡眠期，25%在眼球的快速运动睡眠。整个睡眠过程中非眼球快速运动睡眠与眼球的快速运动睡眠周期性交替，成人大约90分钟重复一个周期。

与成人睡眠一样，婴幼儿的睡眠也是眼球快速运动睡眠和非眼球快速运动睡眠交替进行。新生儿的眼球快速运动睡眠时间较长，每日8 ~ 9小时，且时长会随着年龄增长而不断减少，非眼球快速运动睡眠分期不明显，2个月后才能分清，4个月时，婴儿睡眠－觉醒生物节律基本形成。6个月以后睡眠是觉醒－浅睡－深睡－活动睡眠－觉醒，不断循环，一夜重复几个周期，构成夜间睡眠的整个过程。

婴儿期每一个睡眠周期为40 ~ 45分钟，幼儿期大约为60分钟。在两个周期之间会有短暂的清醒时段，尤其是当婴幼儿进入活动睡眠状态时会出现较多的面部表情或肢体运动，如微笑、皱眉、噘嘴、做怪相、伸展四肢、发出哼哼声、呼吸快慢不均匀等，因此被父母理解为婴幼儿夜间睡眠"不安"、半夜醒来等，其实这很可能是宝宝处于活动睡眠期，是一种正常现象。家长不必给予过多照顾，过多干预反而会打搅婴幼儿的正常睡眠，应该让宝宝自己渐渐入睡。

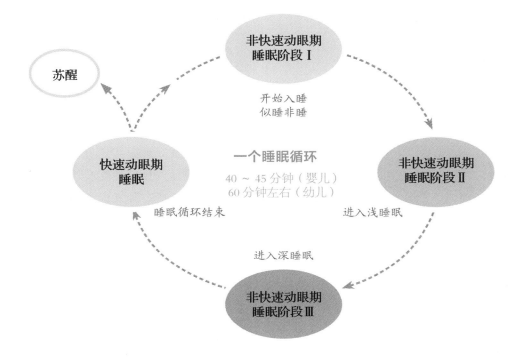

非快速动眼期
睡眠阶段Ⅰ

苏醒

开始入睡
似睡非睡

一个睡眠循环
40 ～ 45分钟（婴儿）
60分钟左右（幼儿）

快速动眼期
睡眠

非快速动眼期
睡眠阶段Ⅱ

睡眠循环结束

进入浅睡眠

进入深睡眠

非快速动眼期
睡眠阶段Ⅲ

★ 婴幼儿健康睡眠的 5 大标准

　　随着宝宝大脑的发育，宝宝的睡眠模式和节奏一直在变化。其中有5个转折点：宝宝6周大时（夜晚睡眠时间延长）；12 ～ 16周大时（白天睡眠规律化）；9个月大时（夜里不再醒来嗷嗷待哺，也没有了第3次小睡）；12 ～ 21个月大时（不再有清晨的小睡）；3 ～ 4岁大时（午后的小睡变得越来越少）。保证宝宝睡眠质量，能有效促进宝宝的生长发育。如何判断宝宝的睡眠是否健康？一般而言，我们可以将下面5大点作为宝宝睡眠健康标准：

○ 夜晚和白天的睡眠持续时间。　　○ 睡眠安排，睡眠时间的掌握。

○ 小睡次数和时间长短。　　　　　○ 睡眠是否有规律。

○ 睡眠固化。

　　如果以上5个方面相互平衡，那么，宝宝睡眠就足够充分，质量足够高。

★ 婴幼儿的睡眠规律

宝宝的睡眠有其自身规律，如宝宝每次醒1~2小时，就会开始犯困。同时，宝宝在睡眠中的体温变化、皮质醇分泌、褪黑素分泌都有其特点。

◐ 睡/醒规律

宝宝刚出生是醒着的，接着入睡，然后又醒来。一般宝宝每次醒1~2小时，然后开始犯困，继续入睡。这一节律与宝宝是否饥饿无关，因此，宝宝夜间哭醒并不总是因为他饿了。很多新手妈妈只要宝宝夜醒就开始频繁哺喂，导致宝宝只有哺喂才能再次入睡，因此破坏了宝宝正常的睡/醒规律。

◐ 体温变化规律

宝宝体温变化是有规律的，并对宝宝的睡/醒周期产生影响。宝宝白天体温升高，晚上降低。6周大时，宝宝上床睡觉时体温会进一步降低，睡眠时间延长。晚上的哭闹行为开始减少，夜晚睡眠变得有规律。12~16周大的时候，睡眠模式开始逐渐形成。婴儿体温达到峰值时是最佳的入睡时间。在体温比较低的时候入睡，则意味着婴儿睡眠持续时间短。识别宝宝的体温变化规律，在宝宝体温达到峰值时哄宝宝入睡，可以帮助宝宝延长睡眠时间，获得更优质的睡眠。

◐ 皮质醇分泌规律

宝宝3~6个月大时，皮质醇的分泌规律形成。在清晨达到最高，午夜达到最低。皮质醇分泌的规律部分和宝宝睡/醒节律相关，部分和体温变化规律相关。

宝宝应该小睡而不睡的时候，体内皮质醇的浓度会提高，肾上腺素浓度也会增加，这些化学物质会帮助宝宝对抗疲劳，于是宝宝开始表现得兴奋、易怒、急躁、难以入睡，脾气也会变差。长期的疲倦会让宝宝总处于兴奋状态而无法放松，形成恶性循环。避免宝宝过度疲倦，可以让宝宝入睡更快、睡得更香。

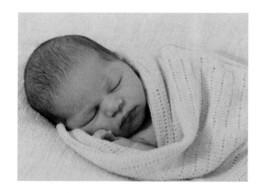

◐ 褪黑素分泌规律

褪黑素能提高睡眠质量。新生儿体内循环的褪黑素水平比较高，它是由母体的松果体分泌，通过胎盘传输给婴儿的。婴儿出生1周内，源自母体的褪黑素逐渐消失。出生6周后，随着自身的松果体发育，婴儿开始分泌褪黑素，但量非常少。直到12~16周大时才增加。到宝宝6个月左右，褪黑素的分泌水平会受睡/醒节律影响。褪黑素在夜间达到峰值，周边的环境越黑，褪黑素分泌就越多。

★ 婴幼儿合理的睡眠时长

宝宝每天睡多久才够？这可能是很多父母非常关心的问题。不同年龄的宝宝有不同的睡眠需求，父母应根据宝宝实际年龄安排。

● 新生儿期

新生儿期宝宝每天的平均睡眠时间为18小时，每个睡眠周期约45分钟，在一个睡眠周期中浅睡和深睡时间约各占一半。新生儿大多数时间是在睡觉，由一个睡眠周期进入另一个睡眠周期，每2～4小时醒来一次要吃奶，并睁开眼觉醒数分钟到1小时，昼夜节律尚未建立。此时宝宝的睡眠相当脆弱，容易受周围环境的干扰。

● 1～3个月

1～3个月大的宝宝每天睡眠时间为16小时左右，白天睡4次，每次1.5～2小时，夜间要睡10～11小时。这就是说，宝宝除了吃奶、换尿布、玩耍之外，大部分时间就是睡觉。

在睡眠中，宝宝会出现肢体颤抖，有时还会做吸吮动作、扮鬼脸、抽动鼻子或微笑。爸爸妈妈可能会认为宝宝睡觉不踏实，其实这些都是宝宝活跃睡眠过程的正常表现。

● 4～6个月

4～6个月的宝宝睡眠与周围环境越来越同步，每天睡眠时间应保证在14小时左右，白天清醒的时间在延长，睡眠更多集中在夜晚。一般是上午睡1～2小时，下午睡2～3小时。由于白天运动量增加，婴儿稍有疲劳感时夜里就睡得更香。这时，宝宝身体里参与睡眠调控的褪黑素分泌以及体温等生理指标的变化也出现昼夜波动，预示着宝宝睡眠昼夜节律初步形成。

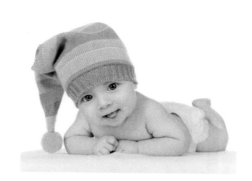

● 7～12个月

出生7～12个月的宝宝，睡眠逐渐向成人模式发展，由刚出生时一整天无规律的小睡状态，逐渐变为"晚上主要睡觉，白天主要活动"的状态，而且晚上连续不间断睡眠的能力也越来越强。这个时期的婴儿一昼夜睡眠时间应在15小时左右。一般上午睡1次，每次睡1～2小时；下午睡1～2次，每次各睡1～2小时；夜里的睡眠情况也不尽相同。睡眠时间过少，可影响婴儿身体发育；睡眠时间过长，影响活动时间，使婴儿动作发展迟缓。

此阶段的婴儿很少有一觉睡到天亮而不醒的，一般都要醒来2～3次。这时有的宝宝在换掉尿布后便能马上入睡，也有的宝宝吃足母乳后方能继续安睡。

● 1～3岁

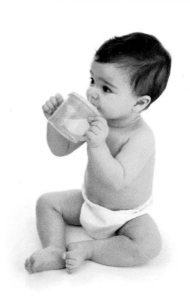

　　宝宝到1岁时，基本上可以建立较稳定的睡眠模式，即长时间的夜间睡眠和白天2次短暂的小睡模式。随着年龄的增加，白天小睡的次数逐渐减少，每次小睡持续的时间也逐渐缩短；夜晚宝宝醒来的频率随之降低，醒来后再次入睡的时间在逐渐缩短，连续睡眠的时间变得越来越长。

　　1～3岁宝宝每天平均睡13小时左右，夜间能一夜睡到天亮，白天觉醒时间长，有固定的2～3次小睡时间。

年龄	夜间睡眠（小时）	白天睡眠（小时）	睡眠总量（小时）
新生儿	9（多次小睡）	9（多次小睡）	18
1月龄	8.5（多次小睡）	7.5（多次小睡）	16
3月龄	6～10	5～9	15
6月龄	10～12	3～4.5	14.5
9月龄	11	3（2次小睡）	14
12月龄	11	2.5（2次小睡）	13.5
18月龄	11	2.5（1～2次小睡）	13.5
2岁	11	2（1次小睡）	13
3岁	10.5	1.5（1次小睡）	12

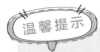

温馨提示

　　由于宝宝睡眠长短存在个体差异，不宜做硬性规定，上面所说的睡眠时间仅供参考。只要宝宝白天精力充沛、心情愉快、食欲好、生长发育正常、睡得踏实，即使每日睡眠总量略有不足也属正常。如果宝宝睡觉时易醒、总爱翻身、睡得不踏实，白天有不明原因的烦躁、食欲不佳，则可能睡眠不足，应查找原因并及时处理，以提高宝宝的睡眠质量。

★ 小睡不可缺少

　　婴幼儿大脑和身体的发育速度快，但也容易疲劳，白天规律的小睡能帮助他们获得充足的睡眠。小睡并非意味着宝宝夜间的睡眠和白天的清醒时间被挤占。夜间的睡眠、白天的小睡和清醒各有各的作用，缺一不可。

　　醒是为了学习，睡是为了身体发育和情感抚慰，而白天的小睡和夜间的睡眠其功能也有所不同。白天的小睡是为了使清醒的时候效率更高，也就是说，白天的小睡是为了调整作息机制，使得白天清醒状态达到最佳。如果没有小睡，宝宝会昏昏欲睡，无法有效学习。如果宝宝白天长期缺乏睡眠，就会时不时地哭闹，过度敏感，总在抵抗睡意的侵袭，从而无法从环境中学习。

　　不仅如此，不同时间段的小睡也各有妙处。宝宝清晨的小睡往往是快波睡眠，而午后的小睡往往是慢波睡眠。研究表明，宝宝在褪黑素水平低的时候进行大量快波睡眠，会促成大脑尽早发育成熟。

　　值得注意的是，在宝宝出生后的前三四个月中，因为夜间睡眠、日间睡眠和日间清醒相互之间步调不协调，大脑可能给宝宝发出相互矛盾的指令。比如，负责夜间睡眠的神经给宝宝发出"睡"的指令，而负责日间清醒的神经则告诉宝宝"要清醒"。这些矛盾的指令会使宝宝处于混乱的状态，宝宝因此就会出现爱哭闹缠人的问题。随着宝宝的发育，作息的节奏受宝宝的体温以及活动控制，慢慢地，三者才达到一种和谐状态。

　　因此，家长应根据宝宝不同月龄的睡眠规律，合理安排宝宝的睡眠时间，保证宝宝白天有一定时间的小睡。

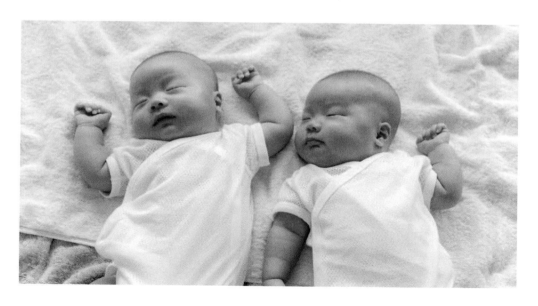

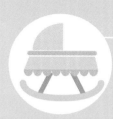

婴幼儿常见的睡眠问题

入睡困难、夜醒频繁、容易惊醒……多数宝宝都会有这样或那样的睡眠问题。宝宝为什么会出现这些睡眠问题，家长又该如何改善这些问题，是本节主要探讨的内容。

★ 婴幼儿睡眠问题发生率高

宝宝不肯睡怎么办？宝宝夜里要醒好几次怎么办？宝宝半夜哭醒了要不要抱他？都1岁多了夜里还要吃奶怎么办？宝宝该不该和父母分床睡？这是一项儿童睡眠问题调查的前5个问题。而现实中，越来越多的睡眠问题困扰着家长，也影响着宝宝的成长。

婴幼儿期良好的睡眠对早期体格发育、中枢神经系统成熟以及后期认知、社会情绪发展以及机体代谢功能都有长期而深远的影响。一项全球关于0~3岁婴幼儿的网络问卷调查研究表明，亚太地区婴幼儿的睡眠时间显著低于欧美国家的同龄儿童，不仅如此，多达76%的中国家长认为自己的宝宝存在睡眠问题。

从婴幼儿发育的角度看，6个月左右的婴儿就应该具有一觉睡到天亮的能力，也就是说应该已经形成白天进食、玩耍，夜间睡眠的规律，但是由上海儿童医学中心睡眠研究科研团队进行的一项研究发现，6个月的婴儿仅10.2%的婴儿可以一觉睡到天亮，9个月时为11%，即使到1

周岁，也仅有12.9%的婴儿可以夜间连续睡眠；含着奶嘴睡和摇晃着睡觉的方式在6个月大的宝宝中间占92%，9个月时占84%，1周岁时，仍有78.5%的婴儿依赖这些帮助才能入睡。

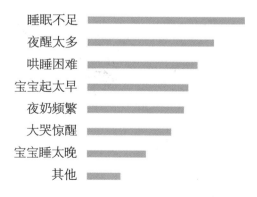

宝宝常见的睡眠问题

睡眠不足
夜醒太多
哄睡困难
宝宝起太早
夜奶频繁
大哭惊醒
宝宝睡太晚
其他

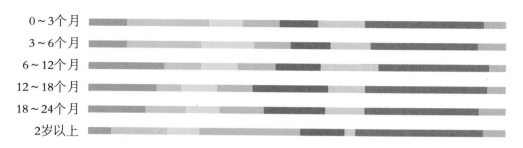

不同月龄宝宝常见睡眠问题

■ 夜醒太多　■ 哄睡困难　■ 起太早　■ 睡太晚　■ 大哭惊醒　■ 频繁夜奶　■ 睡不踏实　■ 其他

由此可见，婴幼儿睡眠状况并不是我们想象中的那么美好，宝宝夜醒次数多、睡不踏实、哄睡困难、自主入睡能力差、坠床、惊哭等问题不仅损害宝宝的健康成长，还影响家庭的生活和工作。

★ 昼夜颠倒

昼夜颠倒的现象更多地发生在月龄较小的宝宝身上，如从出生到3个月左右的婴儿。昼夜颠倒是指宝宝把原本夜间睡眠的时段改到了白天来睡，或者说小睡时段改到了晚上去睡。宝宝在新生儿期很容易发生昼夜颠倒，也就是我们看到的宝宝白天很乖，一直睡，有的新生儿甚至可以连续睡5小时。但到了夜晚23点以后，宝宝却非常精神，要么一直哭闹，抱着就不哭了；要么睁大眼睛到处看。

宝宝出现昼夜颠倒的情况，主要与父母或照顾人的护理方式有关。例如，在宝宝白天睡觉时使室内环境过于安静，白天睡觉拉上窗帘、夜晚开灯睡觉，或白天吃了就睡，没有玩的时间等。

夜间深度睡眠与白天深度睡眠的作用不一样，夜间的深度睡眠更有助于生长激素和褪黑素的分泌，对宝宝的智力、身高发育等都有正面的促进作用。若是宝宝一直处在白天睡觉、夜里清醒的状态，睡眠时间少且质量差，很可能会影响宝宝的身心发育，对日后的成长更是不利。

同时，对于照顾者而言，长期的作息紊乱易导致心力交瘁，爸爸妈妈若是太过劳累就很难把积极的情绪带给宝宝。所以，从宝宝出生起，父母就要有意识地帮助宝宝建立正常的生活作息，让宝宝适应昼夜节律。

★ 一放到床上就醒

常听到很多妈妈说："我们家宝宝真厉害，只要我刚准备把他放下来，他就好像提前知道一样，马上醒。"还有一些妈妈说："宝宝睡觉时我都必须陪着，我一走开他马上就会醒，只有我陪着他才能睡得安稳。"这样的情景你可能每天都要经历几次，当历尽千辛万苦终于把宝宝哄睡了，轻手轻脚、小心翼翼地把他抱到床边，准备放到床上睡的时候，总会在最后一刻听到宝宝的扯嗓大哭。此时，相信很多妈妈都有点儿无奈，又有些崩溃。

一放到床上就醒，俗称"落地醒"，是常见的婴幼儿睡眠问题。造成宝宝一放到床上就醒的原因可能有以下几个方面。

宝宝的原始反射	新生儿都会有原始反射，而有些反射会因为宝宝被刺激到脊柱而被激发出来。如果放宝宝的姿势是一手托着宝宝的头颈，一手托着腰臀位置，宝宝的脊柱很容易受到我们托腰臀的那只手的动作刺激而激发身体原始反射，导致宝宝刚被放上床就会醒来。另外，如果宝宝浅睡眠中是臀部先着床，那么，宝宝的脊柱被第二次刺激到，会在往床上放时或刚放到床上就出现扭动身体、大哭的情况。
宝宝身体紧张	刚出生的宝宝总是蜷缩起小胳膊、小腿，睡着时身体好像总不能平稳地躺在床上，这些都是宝宝身体紧张的表现。一般满3个月后宝宝的身体会放松很多，但是如果我们总是抱着宝宝或包裹着他们，宝宝缺乏充足的活动，身体可能就很难得到放松，导致出现各种睡眠问题。
触觉和空间感	当我们抱着或近距离陪着宝宝的时候，宝宝能感觉到我们的体温，以及身体近距离接触而形成具有安全感的小空间。当我们把宝宝放下或离开宝宝时，触觉较敏感的宝宝能迅速地感觉到妈妈的体温不了了，原本感觉安全的小空间一下子变得无限大，这容易让宝宝感到恐惧。这些细小的改变都足以让宝宝马上惊醒，只有找回那个温暖而安全的感觉才能重新入睡。

父母可以根据宝宝的不同表现，调整放宝宝的姿势，以改善这个问题。

★ 哄睡时间长

　　2016年，帮宝适与育学园APP联手发布了《中国宝宝睡眠现状白皮书》，结果显示，哄睡时长在半小时以上的宝宝占35%，且绝大部分宝宝哄睡时长也都在10分钟以上。

　　哄睡时间长已经成为宝宝常见的睡眠问题。一方面，如果父母的哄睡方式不当，容易使宝宝变得烦躁，闹觉时间越长，宝宝越难入睡；另一方面，宝宝难以入睡，会使家长误以为宝宝"不需要睡眠"，而继续引逗宝宝玩耍，影响其睡眠。因此，为保证宝宝的睡眠质量，家长应了解宝宝的睡眠状况和特点，并学习安抚技巧，帮助宝宝尽快入睡。

不同哄睡时长所占的比例

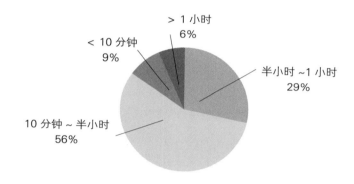

- \> 1 小时 6%
- < 10 分钟 9%
- 半小时 ~ 1 小时 29%
- 10 分钟 ~ 半小时 56%

★ 睡不踏实、易惊醒

　　有时宝宝已经睡得很熟了，但是有一点儿轻微响声就会醒来；有的宝宝睡觉时会突然伸手，然后醒来……面对容易惊醒的宝宝，相信很多妈妈除了感到紧张外，还有无奈吧。

　　在宝宝出生后的前3个月内，会有惊跳反应，表现为在睡觉时会突然双手张开、上肢外展及前臂屈曲等。在宝宝睡熟时，突然将盖在其身上的被子掀开，婴儿就会受惊而将双手猛地往上一举，或在婴儿睡熟时往其脸上吹气，婴儿也会有同样的反应。这是宝宝神经系统发育不完善所致，一般在宝宝出生后3~5个月消失。如果小宝宝是因为惊跳反应而易惊醒，父母不需要过于担心。

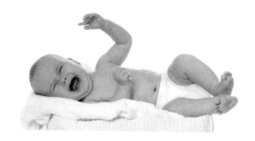

　　如果宝宝6个月之后，睡觉时容易出现易惊醒的表现，可能与宝宝缺乏安全感或焦虑有关。作为父母，应及时给予安抚。

★ 总是要含着乳头或奶嘴睡

　　奶睡是指宝宝含着妈妈的乳头或奶嘴入睡。在《中国宝宝睡眠现状白皮书》调查数据中显示，我国0～3岁的宝宝中80%是哄睡，而哄睡中又有74%是奶睡。从哄睡方式的月龄分布图表中可以看出，不同月龄宝宝的哄睡方式有所不同。1岁后，宝宝自己入睡的比例大幅度增加，抱睡、奶睡的比例大幅度减少。2岁后，大部分宝宝都能自己入睡。

不同月龄的哄睡方式

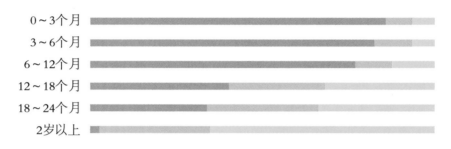

■ 抱睡、奶睡	■ 轻拍、抚摸等	■ 宝宝自己入睡

　　奶睡确实是可以让宝宝得到安抚的有效方式，但孩子并不是每次睡觉的时候都需要吃奶。很多时候宝宝奶睡都是妈妈为了让孩子更好地睡觉或以为宝宝醒了就是饿了，而在孩子睡前给孩子喂奶，久而久之就形成了孩子睡觉必须要吃奶的习惯。

　　如果宝宝必须依赖奶睡，则很容易影响到宝宝的睡眠质量。比如，宝宝睡着了，但是一拔出乳头或奶嘴宝宝就醒了。这样的奶睡导致宝宝的睡眠出现中断，出现碎片化的睡眠，睡眠质量不高对宝宝各方面发育都有非常大的影响。同时，奶睡也容易影响妈妈的睡眠。

　　宝宝出生后的前4周，很多时候可能吃着吃着就睡了，但4周之后，宝宝清醒的时间越来越多，需要各种各样的活动，此时，吃和睡需要慢慢分离。同时，随着宝宝慢慢长大，睡眠能力逐渐发展起来，不再依赖吃奶才能入睡时，奶睡可能会给宝宝和妈妈带来各种各样的干扰。因此，在宝宝对奶睡形成依赖前，爸爸妈妈就需要学习更丰富的哄睡和安抚方式，而不仅仅是靠奶哄睡。

★ 夜醒次数多

　　睡着睡着，宝宝就哇哇大哭起来，有时候是因为肚子饿了，有时候可能是自己做了噩梦……偶尔发生，父母还能接受，但如果夜醒频繁，恐怕父母和宝宝都会心力交瘁吧。夜醒是指在夜里睡眠时常常醒来，不能持续地整夜睡眠，表现为睡眠启动困难、睡眠习惯不好、睡眠中断不连续，睡眠时易醒使睡眠片段化，需要人工安抚或喂食才能重新入睡。

从调查结果可以看出，有夜醒问题的宝宝达81%，而其中有22%的宝宝，夜醒次数在3次以上。随着宝宝年龄的增长，夜醒次数会逐渐减少，但6～12个月宝宝夜醒次数最多。另外，调查结果还显示，抱睡、奶睡的宝宝夜醒次数更多；而宝宝自己入睡的情况下，夜醒次数更少。自己入睡的宝宝，夜醒后的自主接觉能力高，而抱睡和奶睡的宝宝，大多数夜醒后都需要重新进行抱睡、奶睡的哄睡流程。

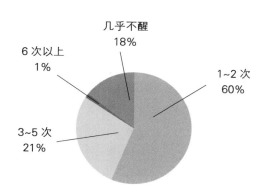

宝宝夜醒次数

当然，造成宝宝夜醒频繁的原因很多。除了饥饿、大小便、湿疹、学翻身、长牙等因素外，家庭中的矛盾冲突、母婴分离、母亲焦虑抑郁等心理社会因素，孩子感觉阈值较低，睡眠中容易受到环境噪声、温度过高、温度过低、过亮光线等的影响，进入新的睡眠环境等，都可能引起宝宝夜醒。但导致宝宝夜醒频繁的主要因素还是家长不当的护理方式。

婴幼儿的睡眠节律性还未完全建立，浅睡眠状态较多。浅睡时很容易醒过来，或者感觉像醒了一样。但是如果不干扰孩子，他们不会醒过来，或者醒来后很快又会自动入睡。然而，有的父母不了解孩子睡眠中的这些正常表现，过分关注，担心孩子会不会病了，或者饿了、尿了，于是将孩子抱起，又拍又摇，有的家长甚至递上奶瓶，这些都会使婴儿养成不良的睡眠习惯，更易夜醒。

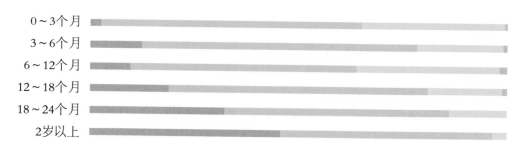

不同月龄宝宝的夜醒次数

■ 几乎不醒　■ 偶尔醒1~2次　■ 3~5次　■ 6次以上

★ 白天不愿意小睡

随着宝宝慢慢长大，他在白天清醒的时间不断延长，白天小睡的时间和次数都会变少，然而，有的宝宝在白天却怎么也不愿意小睡，这可让家长犯了难。有时候，家长想让宝宝睡一会儿，宝宝则更抗拒。为什么有的宝宝不愿意在白天小睡呢？主要的原因可能有：

过于疲劳

有的宝宝尽管已经很困，但由于玩得太累往往很难入睡，于是就会开始吵闹，而越是闹觉，宝宝神经系统就越是处于兴奋状态，导致更难入睡。简而言之，这就是因为太累导致入睡困难，进而不愿小睡。

过度兴奋

对于年龄稍大的宝宝来说，白天见到各种新奇的事物、不同的人都会刺激他的感官，引起宝宝兴奋。同时，很多时候，白天如果逗宝宝玩或带宝宝外出，宝宝一般也会表现得极其兴奋而不愿意睡觉。

★ 晚上要玩到很晚才睡

宝宝入睡时间晚，具体表现为：晚上到了睡觉时间仍不愿意上床，入睡时间往后拖延，或者长时间难以入睡等。据调查，中国 0～3 岁宝宝普遍存在入睡时间晚的问题。并且，0～3 个月的宝宝中有一部分入睡时间也比较晚，但这种现象在宝宝出生后的 1 年内会逐渐改善。然而，宝宝 1 岁之后，入睡时间晚的问题又逐渐凸显。

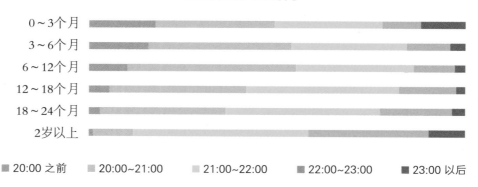

宝宝晚上入睡时间

| | 0～3个月 | 3～6个月 | 6～12个月 | 12～18个月 | 18～24个月 | 2岁以上 |

■ 20:00 之前   ■ 20:00~21:00   ■ 21:00~22:00   ■ 22:00~23:00   ■ 23:00 以后

宝宝入睡时间晚主要与大人的生活作息有关。白天，大人外出上班，家里比较安静，到了晚上，爸爸妈妈都回来了，家里变得热热闹闹，爸爸妈妈也乐意陪宝宝多玩一会儿，于是很多宝宝晚上都会因为多玩一会儿而迟迟不肯入睡。再者，有的家庭虽然让宝宝早睡了，可是大人不注意自己的动作幅度，或房子的隔音效果不好，导致宝宝即使早早躺上床，可并没有进入睡眠状态，还是达不到早睡的效果。

★ 早上起很早

"早睡早起"一向是备受推崇的健康生活方式，如果宝宝在每天早上6~7点醒来，也是比较理想的睡醒时间。然而，令很多家长头痛的是，很多宝宝每天早上不到6点就已经醒来，而且醒来后丝毫没有再次入睡的意思。调查结果显示，年龄越小，在6点之前醒来的宝宝越多，且年龄越小，早上起床时间越早。

在早晨6点之前醒来的宝宝是否存在睡眠问题呢？可以根据下面的方法来判断：如果宝宝早晨起来精神很好，心情愉快，那早醒对宝宝来说不是问题；如果宝宝早晨起来精神不好，而且起床和早晨小睡的间隔时间很短，早晨小睡时间很长，这就是真正意义上的"早醒"了。

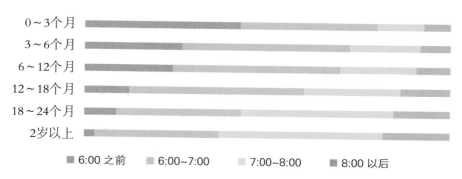

宝宝早上起床时间

- 0~3个月
- 3~6个月
- 6~12个月
- 12~18个月
- 18~24个月
- 2岁以上

■ 6:00 之前　■ 6:00~7:00　■ 7:00~8:00　■ 8:00 以后

宝宝早醒，可能导致夜间睡眠不足，而夜间睡眠对婴幼儿生长发育的影响更大；早醒的宝宝晨觉延长，过多的晨觉会挤占上午的活动时间而导致婴幼儿的活动量不足，同时还可能造成白天的睡眠过多，进一步影响夜间的睡眠，导致恶性循环；宝宝早醒还会影响照顾者的睡眠质量和时间。

宝宝早醒，与下面这些因素有关：入睡时间晚；宝宝后半夜浅睡眠较多，清晨睡眠更浅；家中老人习惯早起的或爸爸妈妈需要早晨很早起床上班的，都有可能吵醒宝宝；白天小睡时间过长，这也会自然减少夜晚的睡眠时间；夏天天亮比较早，宝宝也容易早醒。

为改善宝宝早醒的问题，父母应综合分析原因，并逐一改善。

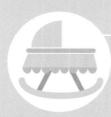

引起婴幼儿睡眠问题的原因

尽管很多父母认为自己的宝宝存在睡眠问题，但令人遗憾的是，《中国宝宝睡眠现状白皮书》的调查结果显示，有94%的家长并不知道或不清楚宝宝为什么睡不好。下面就介绍一下容易引起宝宝睡眠问题的常见因素。

☽ 睡眠环境不舒适

睡眠环境包括睡觉方位、声音（包括室内声音和室外声音）、光线（室内照明或光线）、室内温度和湿度、通风及其他（蚊子、跳蚤、苍蝇等妨碍睡眠的虫类）。婴幼儿由于自身调节体温的能力差、神经系统发育不完善、无法准确表达自己的想法，因此睡眠状况更容易受环境的影响。

温度和湿度异常	室内温度过高或较低，都容易让宝宝难以入睡。室内空气过于干燥，宝宝鼻黏膜发干，不利于呼吸，宝宝也不容易入睡。
强光	当婴儿房的窗帘不遮光或长时间开灯睡觉时，强光会刺激宝宝的视觉神经，使其处于紧张和兴奋状态而难以入睡。
噪声	噪声环境下宝宝一般很难入睡。邻居装修、电视声音等，都会刺激宝宝的听觉细胞，使宝宝烦躁不安，难以入睡。另外，如果睡眠环境十分安静，久而久之，容易造成宝宝在睡觉时非常敏感，一旦离开这个安静的环境，在睡觉时一有响声就会醒。
生活环境的突然改变	主要的照顾者发生变化、生病住院、生活规律改变等因素会引起婴幼儿不适应，进而影响睡眠，引起入睡困难、睡眠不安甚至夜惊、梦吃、磨牙、梦魇或梦行症。
其他	被褥过硬、枕头太高、给宝宝穿盖过多等均可能影响睡眠质量。除此之外，室内有蚊子、苍蝇等也会影响宝宝睡眠。

★ 未建立健康的睡眠习惯

尽管0～3个月宝宝还未形成比较稳定的生活规律，但仔细观察也会发现，其实宝宝的睡眠和清醒时间已经有了部分规律可循。在宝宝出生后的前几周之内，基本上每睡2～3小时清醒一会儿，然后又会继续睡觉。之后，随着宝宝不断长大，他的昼夜生物钟也开始慢慢形成规律，如果家长没有注意宝宝睡眠习惯的培养，则很可能影响他们正常生活习惯的建立，使宝宝睡眠受到不良影响。

另外，如果在睡前没有例行的程序、醒着时间过长而导致宝宝过度疲劳、错过了宝宝睡眠的时机等，则都可能导致宝宝入睡困难。

★ 喂养不当

6个月以内婴儿每次睡眠的时间是5～6小时，一般是睡醒便吃，吃后稍停便睡。年轻妈妈若缺乏经验，往往因担心宝宝饥饿而每隔3～4小时便给他喂一次奶，即使在熟睡中也要把他摇醒，强迫他按时吃奶，干扰了宝宝睡眠周期的自动转化，使宝宝形成易醒的习惯。同时，夜间进食过多，也容易引起宝宝消化系统不适和夜尿增多，这些都会引起婴幼儿夜间睡眠不安。

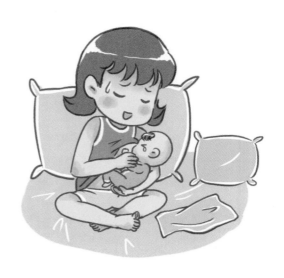

给宝宝添加辅食之后，宝宝的食物配制不合理，如给宝宝吃了些不易消化的食物或刺激性食物，都可能引起宝宝身体不适，自然难以入睡。

★ 宝宝身体不适

婴幼儿身体存在着一些不适，如感冒、中耳炎、消化不良、佝偻病、寄生虫、牛奶过敏引起的腹痛、肠痉挛等都可能引起婴幼儿睡眠不安。

不同疾病造成婴幼儿睡眠不安的原因不尽相同，如上呼吸道感染包括感冒、中耳炎、咽喉炎，多是因为鼻塞睡不好；下呼吸道感染包括肺炎、细支气管炎，多是因严重的咳嗽或喘息而睡不好；肠胃炎是因为腹绞痛、反复呕吐或腹泻而睡不好。当婴幼儿出现某些身体不适时，父母应及时带宝宝就医，了解病程进展，并在医生指导下对症治疗，这样才会逐渐解除宝宝睡不好的情况。

★ 哄睡方式不当

《中国宝宝睡眠现状白皮书》指出，导致婴儿无法形成良好睡眠习惯的核心问题是父母对宝宝健康睡眠缺乏正确的认知，他们认为尤其不良的"入睡习惯"中，哄睡婴儿的方式是"罪魁祸首"。

奶睡和抱睡是我国绝大多数家庭采取的婴儿哄睡方式。调查研究表明，采取奶睡或奶睡加抱睡的婴儿夜间觉醒次数明显增多。奶睡和抱睡容易养成宝宝依赖外界条件入睡的习惯，这种习惯成为宝宝从浅睡眠进入深睡眠的必需条件，夜间只要进入较浅的睡眠阶段，这些依赖性强的宝宝就无法独自入睡，需要醒来哭闹让父母再次给予这样的条件，他们才可以再次入睡。通常，这样的宝宝睡眠也比较浅，容易被惊醒。

哄睡方式与夜醒次数

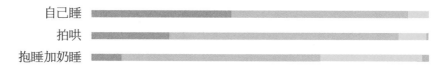

■ 几乎不醒　■ 偶尔醒，1~2次　■ 3~5次　■ 6次以上

★ 与父母同睡

我国2岁以下儿童中，与父母同睡的比例达到57.75%，并且随着年龄的增加有增加的趋势。2岁以上儿童中，82.82%的儿童与家长睡一个房间，68.69%的儿童和父母睡一张床。很多父母，尤其是母亲愿意和自己的宝宝睡在一起，可能是出于夜间哺乳和照顾方便的考虑，也可能是想多和宝宝亲近等。然而，尽管在这些方面，让宝宝与父母同睡有诸多好处，但同时也存在对宝宝睡眠质量的影响。有研究发现，与父母同睡的婴幼儿经常夜晚

入睡不深而且时常醒来。

　　除此之外，从某种程度上来说，父母的睡眠习惯（夜间入睡时间、睡眠总时间）对宝宝的睡眠时间有着重要的影响。有的父母可能习惯晚睡早起，也容易使宝宝出现入睡时间延迟或早醒等睡眠问题；有的家长习惯在卧室看电视，电磁波和电视噪声也容易影响宝宝的睡眠。

　　这些因素无疑会影响宝宝的夜间睡眠时间。

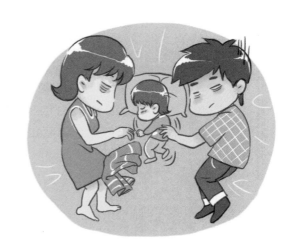

★ 缺乏安全感

　　妈妈的子宫对于胎儿时期的宝宝来说，是封闭、安全且温暖的。出生之后宝宝离开妈妈的身体来到一个新的环境，每天都见到不同的人，一切对于宝宝来说都是陌生的，或多或少都会存有恐惧感。缺乏安全感也是宝宝容易惊醒的重要元凶之一。所以，有的时候，宝宝睡在妈妈身边才可以入眠，无论父母多么蹑手蹑脚地走出房间，警惕的宝宝依然会察觉到，从而再次哭闹起来。

　　另外，当宝宝长到6个月左右时，他逐渐能区分主要照顾者，并对其形成依赖，如果主要照顾者离开，则容易引起宝宝焦躁不安，也就是我们常说的分离焦虑。分离焦虑引起的最常见的睡眠问题就是频繁夜醒和入睡困难。

★ 大运动发展期、大脑发育跳跃期

　　大运动发展期、大脑发育跳跃期涉及大量的记忆工作，而因为眼球快速运动睡眠有存储、整理、归纳白天记忆的功能，睡眠也会相应受到影响。

　　学翻身、学坐、学爬、学站都会干扰睡眠，但因为翻身期是第一次比较大的刺激，所以对宝宝睡眠的影响最大。宝宝突然学会翻身，好比误打误撞闯出一个迷宫，这时候他会非常兴奋却也迷茫究竟是怎么从这个迷宫出来的，会迫不及待再回头走，一遍遍确认来时的路，这种复习的迫切感冲击着大脑，使大脑处于兴奋状态，从而表现出入睡困难、睡不安稳。

留意宝宝的临睡信号

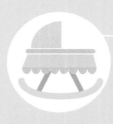

宝宝想睡觉之前，多半会发出各种各样的睡眠信号。多数宝宝睡眠信号很固定，如果妈妈是亲自带宝宝的，多半会很快理解宝宝的意思。父母如果能及时捕捉到宝宝发出的睡眠信号，并采用固定的方式及时哄睡，可帮宝宝快速入睡。

★ 犯困的常见表现

精神不振、打哈欠是我们常见的犯困迹象，不过，很多宝宝的犯困信号与大人有所不同，甚至与我们想象中的相差甚远。宝宝刚犯困的时候，他会开始发呆，眼神发直，对周围的事物不太关心，而且玩得没那么起劲儿。他叽叽喳喳的语言减少，这时跟他交流或喊他，他的反应会变慢。有些宝宝会打哈欠、揉眼睛。

尽管宝宝想睡觉的表现是多种多样的，但每个宝宝的表现大致相同，基本上都会出现以下犯困信号：

○ 抓耳挠腮、挠头抠脸、抓头发，有些宝宝还会弄伤自己。

○ 抹嘴巴、啃手、啃周边的物品，有的左右两侧找奶，嘴里发出"吭哧""吭哧"的声音，其实是想吃奶入睡，或想获得吸吮安抚。

○ 眯眼或不停用手揉眼睛，打哈欠，像大人一样。

○ 有些宝宝会出现晃脑袋或不断点头等行为。

○ 手脚胡乱挥舞。

○ 有的宝宝会发出尖叫。

值得注意的是，有的宝宝在困极了的时候反而会异常兴奋，他的身体可能会扭动打挺，动个不停；有的宝宝会玩得特别兴奋，不过专注力变差，不停换花样，显得有点儿不耐烦；还有些宝宝开始闹脾气，怎么安抚都不起作用。这时候，宝宝其实非常困了。不过很多父母并没有完全明白宝宝的异样。他们以为宝宝还能玩，看宝宝兴奋自己也跟着乐，还在不断地逗弄宝宝。也有部分家长看到宝宝无端发脾气，自己也跟着产生一股无名火，跟小家伙"对着干"。

这两种做法都会让看上去兴奋、焦躁，实际上疲惫不堪的宝宝更受刺激，难以入睡，吵闹得更厉害。

★ 不同月龄宝宝的犯困迹象

随着宝宝运动能力和认知、情绪的发展，他们也会通过独特的方式来表达自己想要睡觉的想法。作为父母应了解宝宝的犯困迹象，当宝宝想睡觉时，及时让宝宝入睡。

0 ~ 3 个月的宝宝

宝宝出生后的前几周，需要大量的睡眠。如果他们清醒的时间过长，就会迅速变得疲劳。然而，由于小婴儿还不能很好地控制自己的动作，他们的行为很大程度上是自然反应，这意味着他们的疲劳迹象很容易被混淆，从而被误解。一旦你发现宝宝出现疲劳迹象，尽快把他们放到床上睡觉，能很好地解决宝宝因为过度疲劳而引起的烦躁与胡闹。

○ 烦躁，发脾气或者哭。	○ 目光呆滞。
○ 紧握拳。	○ 做鬼脸。
○ 腿来回晃动。	○ 扭动身体。

4 ~ 12 个月的宝宝

当宝宝逐渐能够控制住自己的身体时，他们的典型疲劳迹象将更加明显。密切注意宝宝的疲劳迹象，并坚持在固定的时间让宝宝上床，将帮助宝宝拥有更好的睡眠质量。

○ 当宝宝可以控制头部的时候，会将小脸从物体或人身上离开，慢慢垂下自己的小胳膊。如果被抱在怀里，会将脸埋在妈妈胸前。	○ 当宝宝可以移动时，被抱着时会弓起后背向后靠着；在小床上时会来回滚动，或是蜷缩着身子窝在床的一角，将头靠在一边。
○ 当宝宝可以控制四肢时，会揉眼睛、抓耳朵、挠脸或揪头发。	○ 当宝宝可以爬行或走动时，会出现身体协调性较差的迹象。

1 岁以上的宝宝

宝宝长到1岁大时，他的睡眠将出现更多无法预料的迹象。他们开始变得好奇，因为不想错过任何事情，所以他们通常会尝试抗拒睡觉。一旦宝宝想睡觉，他们就开始乱动、发脾气，所以发现他们的疲劳迹象，尽快让他们睡觉是必要的。

○ 打哈欠、揉眼睛。	○ 黏人。
○ 撞东西。	○ 对玩具和食物失去兴趣。
○ 摔倒。	

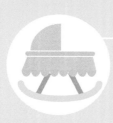

用 E.A.S.Y. 法帮宝宝建立规律作息

宝宝睡着睡着，就会莫名其妙地大哭；每次睡觉之前都要闹上好长一段时间；抱着睡时睡得好好的，一放到床上就会醒……各种各样的睡眠问题让父母心力交瘁。如果能让宝宝建立规律的作息，则能有效改善宝宝的睡眠问题。

★ 了解 E.A.S.Y. 作息程序

程序育儿是美国育婴师特蕾西·霍格提出的婴幼儿养育基本方法，也称E.A.S.Y.程序。给宝宝建立常规程序，一方面能够让宝宝有安全感，他能知道接下来将要发生的事情；另一方面也让父母和整个家庭的日程安排都能够井井有条。这样的常规程序可以给父母带来信心，因为你能理解宝宝，并很快分辨出他的哭声是什么原因。

E.A.S.Y.是一套有规律的常规程序，它由4个单词重复循环组成，分别是E—eat（吃）、A—activity（活动）、S—sleeping（睡觉）、Y—you（你自己的时间）。E.A.S.Y.的核心是这4件事情的顺序，简单来说，就是从一天的开始时，当宝宝醒来后先喂食，然后让他玩一会儿，接下来是睡觉，在这个时间你可以享受自己的时光。

● E——吃

婴儿的一天都在吃喝，通常2～4小时需要进食一次，按照常规程序作息的婴儿，可以预知下一次进食时间，便于妈妈们排查宝宝哭闹时是否因为饥饿。

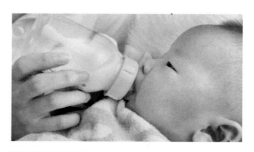

● A——活动

婴儿会睁大眼睛观察周围的环境和事物，会动动手脚、扭扭头，还会朝着父母微笑。随着婴儿的发育，他的活动会越来越多。有规律的常规程序，有助于防止婴儿受到过度的刺激。

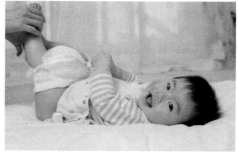

● S——睡

白天和夜晚的睡眠时间与睡眠质量是息息相关的。只有白天睡好、睡足了，夜晚才不会闹夜。

● Y——你自己的时间

宝宝有规律的作息，父母才能有更多的私人时间去完成自己的事情。如果宝宝作息紊乱，经常无端哭闹，父母将什么都做不了。

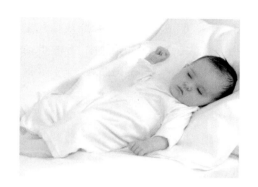

★ E.A.S.Y. 实践计划

从宝宝出生起，父母就帮助宝宝建立健康的睡眠习惯和生活规律，不仅容易，而且效果也持久、显著。由于不同年龄段的宝宝有其独特的生理特点，E.A.S.Y.训练与实施也有所不同，下面就列举4个年龄段宝宝的E.A.S.Y.实践计划，供父母参考。

● 出生后前 3 个月

出生6周后，宝宝逐渐感受到昼夜分别，晚上睡得更早，无间断的睡眠时间更长。这个阶段开始，就可以尝试按照E.A.S.Y.程序来安排宝宝的生活。这个阶段的宝宝每次清醒时间在1～1.5小时，按照3小时循环来安排，白天需要3次小睡和1次傍晚小憩。

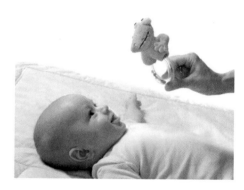

宝宝长到两个半月左右，他白天进食的间隔时间会延长，活动时间可能会更久，晚上也可以睡更长时间。此时，家长应根据宝宝的睡觉和清醒时间适当调整程序，不要过于纠结时间。然而，对于这个年龄段的宝宝来说，他们除了吃、睡、玩外，还会用哭表达自己的需求。这也是父母需要考虑的问题。

● 4 ～ 6 个月

与0～3个月的小婴儿相比，4～6个月大的宝宝已经开始有一些自己的意识了，与父母的互动也越来越频繁。他们白天清醒的时间更长了，从4个月的1.5小时发展到6个月的2～2.5小时，开始学习观察身边的环境。他们的记忆力越来越好，如果在0～3个月时养成了一些不好的睡眠习惯，在此期间问题就凸显出来了。

从这个月龄宝宝的睡眠模式来看，他们夜晚的睡眠模式早已开始规律起来，白天的小睡规律也开始形成。那些此前就有正常的喂养与睡眠习惯的宝宝，在这个时间里夜奶需求基本已经消失，开始睡整夜觉（至少6～8小时）的宝宝越来越多。他们的睡眠周期开始接近成人，跳过了入睡的REM时期直接进入熟睡期，所以大家会发现大部分"落地醒"的宝宝被放下时已经可以继续安静地睡觉了。

因此，这个阶段大多数婴儿已准备好了从"3小时"程序转变到"4小时"程序。但他的常规程序可能会受到体重的影响，例如体重较轻的宝宝4个月大时可能只进行3个半小时的程序。这是正常的，只要宝宝的生活有一定的规律，父母就不需要过于担心或焦虑。

6～9个月

当宝宝达到6月龄后，运动能力会有显著发展，他逐渐能坐、爬，同时也会开启全新的进食方式——吃辅食。就睡眠来说，这个阶段的宝宝傍晚时的小憩也没有了，大多数婴儿每天小睡2次，每次睡1～2小时。

这个阶段的宝宝实行E.A.S.Y.容易出现的最大问题是前后不一致。有时候宝宝在上午会小睡很长时间，而在下午或其他时候则完全不小睡；某一天他吃得津津有味，而第二天他宁可不吃。面对这些情况，父母坚持实行E.A.S.Y.程序，就不能完全按照时间要求宝宝的作息，而是应该根据宝宝的作息和随时出现的变化调整宝宝的吃、玩、睡的时间，让宝宝逐渐适应

常规程序。

9个月以上

9个月之后，宝宝在两餐之间、两次睡眠之间能坚持的时间更长。对他们来说，取消上午的小睡，下午睡长一点儿（3小时）是可能的。到了这个时候，从技术层面来讲，我们遵循的程序不是E.A.S.Y.，而更可能是E.A.E.A.S.Y.，不过这依然是有条理的常规程序。每一天可能都不完全一样，但是可预测性和重复性这两个要素依然存在。

需要提醒的是，E.A.S.Y.只是一套常

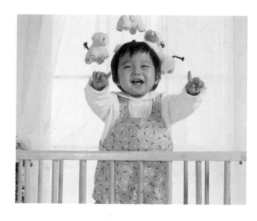

规程序，而非一个时间表，父母不能生搬硬套地使用。在实际操作过程中，还需要结合宝宝的情况来做调整。例如宝宝睡了1小时就醒了，又还没有到喝奶的时间，这个时候父母可以和宝宝玩一会儿，到了喂奶时间再喂奶；又或者宝宝上一次周期的睡眠时间偏短，宝宝在喂奶后就开始揉眼睛犯困了，这个时候需要跳过"A——活动"这个环节，开始进入睡眠状态。总而言之，父母在实施这一程序时，所有的时间都必须尊重宝宝的需求来进行。

E.A.S.Y. 程序 3 小时循环示例

E		A		S		Y	
时间	项目	时间	项目	时间	项目	时间	项目
7:00	进食	7:45	换尿片；玩；和宝宝互动	8:15	小睡 1.5 小时	8:30	宝宝睡，你可以做自己的事
10:00	小睡起来吃奶	10:45	换尿片；玩；和宝宝互动	11:15	小睡 1.5 小时	11:30	你也可以小睡
13:00	小睡起来吃奶	13:45	带宝宝活动	14:15	小睡 1.5 小时	14:30	做自己的事
16:00	小睡起来吃奶	16:45	宝宝活动	17:15	黄昏觉30~40分钟	17:30	你吃晚饭
18:00	小睡起来吃奶	19:00	睡前程序	19:30	宝宝睡觉	19:30	享受属于你的夜晚
22:00	夜间进食						

E.A.S.Y. 程序 4 小时循环示例

E		A		S		Y	
时间	项目	时间	项目	时间	项目	时间	项目
7:00	进食	7:30	换尿片；玩；和宝宝互动	8:30	小睡 1.5 ~ 2 小时	9:00	你自己选择
11:00	小睡起来吃奶	11:30	换尿片；玩；和宝宝互动	12:30	小睡 1.5 ~ 2 小时	13:00	你自己选择
15:00	小睡起来吃奶	15:30	带宝宝活动	16:30	小睡 1.5 ~ 2 小时	17:00	你自己选择
18:00	小睡起来吃奶	18:30	宝宝活动、洗澡	19:30	宝宝睡觉	19:30	晚上是你的
23:00	夜间进食						

　　需要提醒的是，这个时间表并非适合每个宝宝，比如说如果你的宝宝早觉时间稍短，而午觉时间稍长，那么只要他醒来之后情绪较好、不是太疲倦，也无须担心。

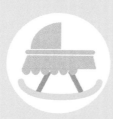

为宝宝创设良好的睡眠环境

每一位家长都应为宝宝创设良好的睡眠环境，包括为宝宝准备合适的婴儿寝具、营造舒适的睡眠空间、注重宝宝睡眠的安全性等，并避开一系列可能干扰宝宝睡眠的不利因素，以保证宝宝拥有良好的睡眠，健康成长。

★ 正确挑选宝宝的摇篮

据美国科学家的一项研究表明，摇晃其实对宝宝的发育有所帮助。前庭藏身于人的内耳中，它被外界环境刺激后会变得兴奋，将此通过神经传输到脑部，它的反射能使身体保持平衡，加快步行速度以及确定步行方向。经实验表明，让宝宝享受摇篮的摇晃，可以有效刺激前庭，有助于宝宝生长，身高也能超过同龄人。摇篮的摇摆都是左右式的摇摆，极其轻柔，不会对婴儿的头部造成伤害，而且随着摇篮有节奏的摇摆，宝宝可以更快入睡。

摇篮既能促进宝宝的生长发育，又能减轻家长的负担，是很多家庭的理想选择。然而，面对市面上款式、材质各异的摇篮，很多父母就犯了难，究竟该怎样挑选摇篮呢？下面介绍婴儿摇篮的挑选技巧和注意事项，供家长们参考。

选择正规品牌的摇篮	一般而言，正规品牌的摇篮有相关的认证要求，在安全上能有所保证
选择结实、稳固性好的摇篮	摇篮底部一定要足够结实，能够承受宝宝的重量，而且底部要足够宽大，以免倾倒。另外，摇篮的制作工艺和稳定性也有严格要求，还要定期检查摇篮上的螺丝和插栓，确保结实、牢固。如果是可以折叠的摇篮，则要注意折叠处是否足够结实、固定锁是否合适

选择材质好、光滑的摇篮	摇篮主要的材质有木、藤条、钢管。如果选择木制摇篮，最好选择实木材质；如果选择钢管，要注意钢管是否结实。同时，要注意摇篮的内部、侧边不能有粗糙或尖锐的东西，避免伤到宝宝
摇篮栏杆有一定高度，缝隙不可过大	选择摇篮，要选择四周有栏杆保护的，同时栏杆之间的缝隙不可过大，以免发生危险
注意摇篮装饰图案	摇篮表面不要有贴纸，应该选择暖色调的颜色和图案，这样能让宝宝平静下来，心情也会更加愉悦。注意摇篮的染料不能含铅，这是为了预防宝宝啃咬发生中毒

★ 宝宝睡床准备规矩多

宝宝可单独睡在小床上，这样既可以减少感染机会，又能使宝宝从小养成独立的生活习惯。越来越多的实践表明，让宝宝养成睡小床的习惯，对提高他的睡眠质量也大有裨益。睡小床对宝宝来说如此重要，选择一款合适的婴儿床也是父母需要重点考虑的问题。

现在的婴儿床款式、设计千差万别，不同功能的婴儿床，其价格也差别很大，为了宝宝的舒适环境，爸爸妈妈应该如何选择婴儿床呢？

◎ 安全是第一要素

婴儿床符合安全标准自然是必需的，但是现在市面上婴儿床质量参差不齐，所以要选择正规商场和能出示检验报告的商家。

同时，婴儿床的结构牢靠也非常重要，这要求婴儿床床板的承受力至少在30千克以上。家长在选购婴儿床的时候，必须仔细检查床板的安装方式及与床头和护栏的连接方式是否结实。五金连接的浮板放置是较为危险的结构，在床体五金松动时床板即会掉下，存在极大的安全隐患，家长不要购买。

另外，二手婴儿床的安全性和卫生情况不能保证，一般不建议家长选择。

◎ 护栏设计要合理

护栏是婴儿床的一个主要结构。一般而言，圆柱形的护栏比方形的护栏要更安全，圆柱形的护栏宝宝握起来更舒适，也能帮助分散宝宝小手的力量。方形的护栏，棱角一定要经过打磨，不能是直角。

护栏的间隙也是关系宝宝安全的另一个重要因素，护栏之间的间隙5厘米～6厘米比较安全，这个间距主要是让宝宝手可以伸出来，但是小脑袋不会。

另外，护栏的内部高度不低于30厘米，当床板在最高的位置时，床板与护栏顶部的距离也不能低于20厘米，这样的高度设计主要是防止宝宝从婴儿床中侧翻掉出去。

◎ 制造材料要标准

实木婴儿床是很多家长的选择，目前比较受欢迎的实木婴儿床材料就是松木，松木坚固耐用，透气性好，同时色泽天然，纹理美观。

很多妈妈在选择实木床的问题上没有太多异议，但是否选择有漆的床则成了难题。其实，选择环保漆材质的实木床更好。首先，无漆的实木表面容易沾染、吸收污渍，导致不易清洁且滋长细菌；其次，一旦不小心被磕碰后，因为没有油漆层的保护，表面容易翘起细小的毛刺，容易伤到宝宝；最后，木头的特性是能吸收空气中的水分，如果没有油漆的保护，就会受温度和湿度的影响，加速木材开裂，裂缝会积攒污垢和带来安全隐患，所以油漆对于婴儿床来说是可以起到保护作用的。

◎ 床垫不宜太厚、太软

婴儿与成人不同，所以并不是睡在越厚、越软的床垫上就会感到越舒服。婴儿床垫不能选太厚的，最好是5厘米～10厘米厚的床垫。太厚会影响透气性，不利于湿气散发，对宝宝健康没有好处；过硬或过软的床垫，都不利于婴儿骨骼生长。棕垫就是较好的选择，里硬外软。

★ 宝宝枕头与被褥的选择

枕头与被褥的舒适程度也会对宝宝睡眠状态造成影响。正确地选择和使用枕头，有利于宝宝头部的血液循环，协助调节神经、体液的代谢活动，帮助宝宝进入安宁的梦境，睡得更香、更甜。而合适的被褥可以保证宝宝睡眠时的舒适度。

◎ 婴儿枕头的挑选

在给宝宝挑选枕头前，父母一定要明白究竟什么时候才能开始给宝宝使用枕头。通常，很多父母会在宝宝出生后为其制作一个米枕头以帮助宝宝固定头型，事实上，刚出生的宝宝一般不需要使用枕头。这是因为新生儿头部大小几乎与肩同宽。平躺时，背部和后脑勺在同一平面上；侧卧时，头和身体也在同一平面上。如果给宝宝用枕头反而会使宝宝的前颈部处于弯曲状态，而咽喉及气管正好位于前颈部，过度的弯曲就会使此处的呼吸道内径变得狭窄，增加呼吸时的气流阻力，使得呼吸较费力。

等到宝宝脊柱形成自然的生理弯曲或能独坐后，就可以给他使用枕头了。为了保护正常的生理弯曲，维持睡眠时正常的生理活动，睡觉时还是应该使用枕头的。一个好枕头可以很好地支撑颈椎并保持睡眠时的舒适感。所以，在宝宝可以使用枕头后，父母应给宝宝选择合适的枕头。

枕芯应软硬适中，填充物最好选择天然无毒的物质，如荞麦皮、菊花、茶叶等。

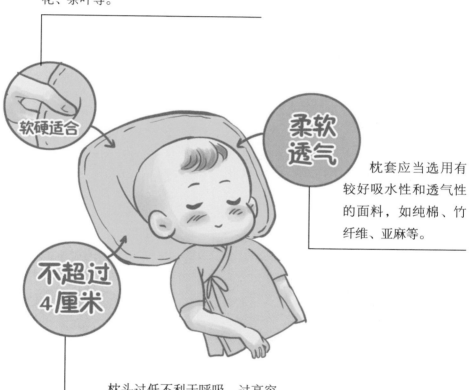

软硬适合

柔软透气

枕套应当选用有较好吸水性和透气性的面料，如纯棉、竹纤维、亚麻等。

不超过4厘米

枕头过低不利于呼吸，过高容易形成驼背，因此，婴儿枕头的高度不宜超过4厘米。

一般来说，不用特意购买和给宝宝使用定型枕。如果宝宝出现了明显的偏头，则可以在儿科医生的指导下给宝宝选购一款合适的定型枕。

★ 婴儿被褥的选择

　　直接接触宝宝皮肤的床单和被套最好是全棉制品。棉制品吸汗，透气性好，而且对宝宝皮肤刺激小。被褥的表层布料最好选用浅色，棉胎则应该用干净的棉花或腈纶棉制品。被子不宜过厚、过大，大小应与宝宝的小床相适应。

　　宝宝的被子要多准备几条，可以随着季节的变化而增减。春秋季节可以给宝宝盖1条薄被，冬季就多盖1条。准备2~3个小被套，便于换洗。另外，还可以给宝宝准备2条小童毯，随气温变化相应增减。

　　考虑到很多宝宝有踢被的习惯，很多父母会为宝宝选择睡袋。目前市面上的睡袋款式非常多，不过大多为背心式和带袖式两种，也有一种长方形钻入式的睡袋。使用背心式睡袋时宝宝可将手臂露在睡袋外面，避免宝宝的手臂受到束缚，同时又能调节体温，而且也不必担心宝宝的前心后背受凉。有袖睡袋可能导致温度过高，同时也限制了宝宝胳膊的活动，但适合寒冷的季节使用。现在市面上有一种可拆卸袖子的睡袋，兼具有袖睡袋和无袖睡袋的优点，可以满足妈妈不同情况下的需要。

　　睡袋一般分为厚款和薄款，前者一般是羊毛或纯棉（含棉絮）材质，保暖性较好，后者一般是纯棉布料或纱布，吸汗和透气性都不错。也可以准备一款薄睡袋和一款厚睡袋，薄款在凉爽的春秋季节使用，厚款在寒冷的冬天使用，夏天除非是在空调房，否则不必使用睡袋。

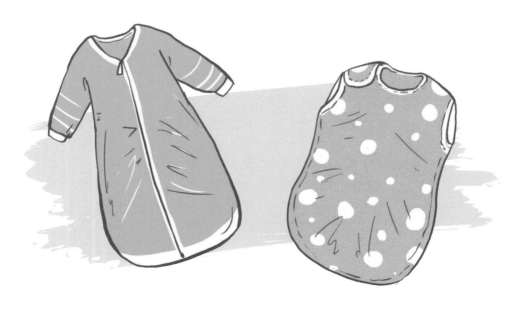

★ 营造舒适的温度和湿度

适宜的室内温度和湿度对宝宝睡眠非常重要。温度过高，宝宝会烦躁不安；温度过低，宝宝会被冻醒；空气过于干燥，宝宝的鼻腔容易变干堵塞。最利于宝宝睡眠的卧室温度为20℃～25℃，湿度为60%～70%。此种环境下，宝宝会睡得更安稳。

● 冬季给房间适当增温、增湿

冬季气温低、空气干燥，如果不注意室内保暖和加湿，冷空气进入室内，容易引起宝宝感冒。因此，在寒冷的冬季，应适当借助一些方法给房间增温、增湿。

1 合理选择取暖设备。室内温度低，可开空调增温，不过空调不宜直接对着人吹。如果室外温度也低，则使用空调效果不佳， 可选择"小太阳"、暖脚器等取暖设备。

2 尽管冬季室外空气质量差，但长时间紧闭门窗，室内空气污染程度也很严重，因此，冬季也应定期或选择合适的时间开门窗通风换气。一般建议在天气晴好的中午打开窗户，让阳光直接照进屋子，不仅可使室内空气保持新鲜流通，还能升高室内的温度。

3 冬季可以使用加湿器来增加室内湿度，特别是在开了空调或暖气的情况下，一定要打开加湿器增加房间湿度。为保证空气清洁，使用加湿器时尽量用纯净水，隔天使用要换水，并定期清洗加湿器。另外，使用加湿器时每隔2小时停一段时间，并让室内空气流通，不要全天不间断地使用。

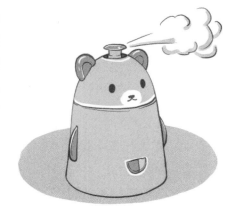

● 夏季适当给房间降温、除湿

改善夏天过高室温的基本途径：一是尽量驱散房间的热量，包括减少进入房间的热量和减少房间的产热量；二是适当利用人工制冷降温。为此，父母可在减少开空调的情况下降低室温。

1

早晚开窗通风。夏季早晚气温相对较低，开窗通风不仅有利于空气流通，还有助于降低室内温度。不过，夏季白天室外气温较高，如果室内门窗大开，外面的阳光和热量会直接进入室内，使室内温度迅速上升。因此，夏季应尽量在早晚凉爽之际开启门窗进行通风。

在沙发、床上铺凉席是传统的降温法。可以给婴儿床铺上合适的凉席或透气的垫子，增加舒适度。一般铺在床上的凉席宜选亚麻和竹纤维的。

2

3

使用电风扇或空调降温。白天请尽量使用电风扇降温，电风扇对着墙脚吹或在电风扇附近放冰块、凉水，降温效果会更好。如果使用空调降温，室内温度不宜开得太低，且不可让宝宝长时间待在空调房内和频繁进出空调房。

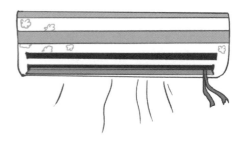

南方夏季的室内空气湿度大，可以使用抽湿机或空调的除湿功能降低室内湿度。另外，在空气湿度大时应尽量少开窗，不让空气对流。

4

★ 重视宝宝睡眠中的安全

睡眠环境有两个重要的因素，一是安全，二是舒适。保证宝宝睡眠中的安全，和保证宝宝生命安全是一样的，父母一定要引起足够的重视。

◉ 避免母婴同床

一部分家庭可能因为家里空间小，婴儿床放不下，或是认为亲密育儿必须睡一张床等，而选择母婴同床。母婴同床有它的便利之处，如方便喂奶、可及时安抚宝宝等，但也存在不足，如母婴彼此的睡眠都容易受到干扰，宝宝的危险系数也增加了。而让宝宝自己睡小床，则可以避免这些情况。

如果选择了母婴同床，需确保父母双方不抽烟、不喝酒、不服用药物、体重不过重、不过度疲倦、不使用过沉的床上用品、让宝宝睡在母亲一侧等。

◉ 让宝宝睡在安全的地方

不建议让宝宝睡沙发，因为宝宝的口鼻容易陷入沙发中导致窒息的危险；睡在摇篮、摇椅或背带里，并不是不可以，但不建议长期使用。宝宝最好的睡眠地点还是婴儿床。

婴儿床可以挨着墙摆放，如果不挨墙，离墙的距离要超过50厘米，以避免宝宝从床上跌落时夹在床和墙壁之间发生窒息。婴儿床不要放在空气对流处、空调下和阳光直晒的位置。不要靠窗，避免宝宝能爬、能站后从窗户跌落出去，或者被窗帘缠住。地上最好铺有地毯，避免宝宝跌倒时磕伤头部。

◉ 睡眠姿势要注意

宝宝睡眠姿势与发生猝死有很大的关系。据调查表现，睡眠中猝死的婴儿有80%以上死亡时脸部是朝下的。宝宝在呈俯卧状态时，头与身体的长轴常形成一条直线，这样他的鼻子就很容易受到床褥或枕头的压迫而发生窒息，而婴儿的活动能力差，不能自如翻身，这样就很容易发生悲剧。因此，安全起见，父母不在身边时，一定不要让宝宝俯卧睡。

美国儿科学会建议，仰卧是较安全的睡眠姿势。1岁以内的宝宝建议采取仰卧姿势入睡，而如果宝宝在6个月以上，会灵活转头，入睡时是仰卧，中途自己转成趴睡等其他姿势，也无须过于担心。

◉ 保持婴儿床的整洁

不要在1岁以内宝宝的婴儿床上放枕头、毛绒玩具、妈妈的安抚衣等，也不要在宝宝的床边上放置任何物品。睡眠中的婴儿如果靠近这些物品，可能会造成窒息。等到宝宝1岁以后，这些物品可能造成窒息的概率就大大降低了。

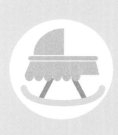

熟悉婴幼儿安抚技巧

　　宝宝也有睡眠"烦恼"：小宝宝还不会说话，他们多以哭闹来表达自己的"不满"；大宝宝还说不清楚，他们就千方百计拒绝上床睡觉。在了解宝宝的睡眠烦恼之后，家长可以采用安抚技巧，帮助宝宝安静入睡，并睡个好觉。

★ 先学习正确抱宝宝的姿势

　　拥抱宝宝是父母表达关爱和提供温暖最直接的方法。这样可以让宝宝获得安全感、感受到父母的爱意，有助于宝宝的性格养成及发展。不过，抱宝宝也要掌握正确的方法。

1～2个月，横抱、短时竖抱

　　用一只手托住宝宝的背、颈、头，另一只手托住他的小屁股和腰。或是将宝宝的头放在一只手的臂弯里，肘部护着宝宝的头，手腕和手护背和腰部，另一只手的小臂从宝宝身上伸过护着宝宝的腿部，托住宝宝的屁股和腰部。

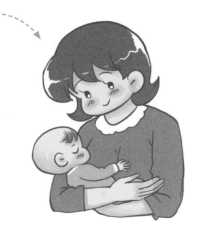

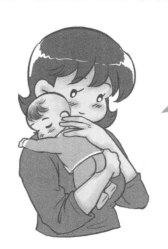

　　竖抱宝宝时，让宝宝面朝大人，大人用手扶住宝宝的背、颈部和屁股。1～2个月的宝宝在被竖抱时，时间不要太长。

3～5个月，半卧位或竖抱

这个阶段宝宝的头能初步直立了，但颈、背部肌肉支持力还不够，可逐渐由半卧位抱到竖抱。竖抱时间的长短可根据宝宝的接受程度而定。

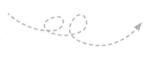

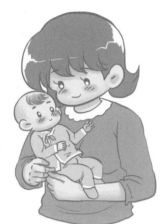

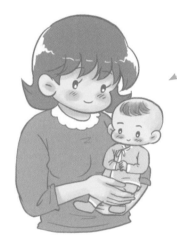

竖抱时，可以让宝宝面朝大人坐在大人的一只手臂的前臂上，背和头靠在成人胸部，另一只手托住宝宝的臀部，面朝前。宝宝在四五个月时，头竖立已经很好了，就可以竖着抱宝宝了。

6个月后，可尝试多种抱姿

宝宝醒着时，可以竖抱宝宝，让宝宝面向外；宝宝困倦想睡觉时，可以横抱宝宝，让他躺在大人的臂弯里；宝宝烦躁或不安时，则可以让宝宝面向大人竖抱。

温馨提示

抱起和放下宝宝的动作要轻柔。每次抱宝宝的时间不宜过长，但抱宝宝时要始终微笑地注视宝宝的眼睛。即使在宝宝哭闹时，也不要慌乱。多数宝宝喜欢妈妈用平稳的方式抱着自己，这会使他们感到安全。

◑ 宝宝烦躁不安时，侧躺或竖抱

当宝宝烦躁不安时，让宝宝侧躺或竖抱宝宝，也是让宝宝安静的方法之一。

抱着宝宝时稍微往一边倾斜，让他侧躺。只要改变宝宝躺着的姿势，就能让他停止哭闹。你可以在抱着宝宝时让宝宝侧躺，千万别让他在婴儿床上侧躺，以免翻滚成俯卧姿势，增加婴儿猝死风险。

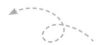

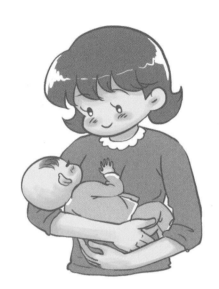

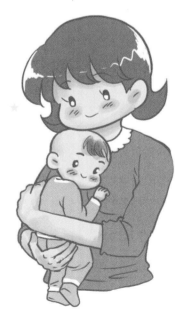

妈妈一只手温柔地托住宝宝的头和颈部，另一只手臂托住宝宝的臀部，让宝宝尽可能贴近妈妈的胸部，听着妈妈的心跳声，宝宝能够获得本能上的安慰。需要注意的是，让宝宝的脸始终侧向一边，保证宝宝呼吸顺畅，或者让宝宝的头部靠在妈妈的肩上，避免耷拉下来。

★ 包裹宝宝

　　胎儿在妈妈的子宫里是被紧紧包裹着的。专家认为，用襁褓包住宝宝可以让宝宝感觉像是重新回到了子宫，获得安全感。这种方法适用于3个月以内的宝宝。父母可学习正确、安全包裹宝宝的方法。

● 方法一：菱形包裹法

　　因为包襁褓的时候，是让宝宝躺在毯子的对角线上，所以也叫作菱形包裹法。具体做法：把毯子铺平，一角朝上，将朝上的角反折一下；将宝宝放在毯子上，注意宝宝的肩膀放在与折叠齐平的地方；将宝宝左侧的胳膊轻轻拉直；将宝宝左侧的毯子一角拉起，裹住胸口，拉向宝宝的右下方，多余部分掖在右侧身下；右侧用同样的方法处理；上身裹好之后，记得检查一下宝宝的下肢，给腿部留出足够自由活动的空间；将多余的毯子扭一下，塞到宝宝身下；最后再检查一下，是不是给宝宝的下肢留出了足够的活动空间。

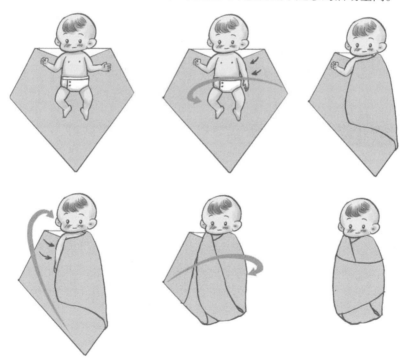

● 方法二：方形包裹法

　　如果把毯子侧过来，让宝宝的肩膀与毯子边缘平齐，那就是方形包裹法。具体做法：毯子铺平，将宝宝放上毯子，肩部与边缘齐平；把宝宝左侧的胳膊轻轻固定在身体同侧；将左侧的毯子拉起来盖住胸口，掖到右侧身下；同样，将宝宝右侧的毯子拉起来盖住胸口，掖到左侧身下；上身裹好后，检查一下腿部是否留有足够的活动空间；整理一下多余的毯子，抓住两角向上折叠，注意将尾部边缘叠到胸口位置；分别将两角塞到身体两侧下方；裹好之后，再次检查是否给宝宝腿部留下了足够的自由活动空间。

◗ 方法三：睡袋包裹法

有的睡袋可以兼作襁褓，上面有两根带尼龙粘扣的绑带，可以防止襁褓松动，以减少婴儿猝死综合征的发生。具体做法：将两侧的绑带打开，给宝宝穿上睡袋；将宝宝一侧的胳膊轻轻拉直固定在同侧或交叉放在胸前；绑带拉向另一侧下方裹住胸口，粘上粘扣；同样，将宝宝另一侧的胳膊轻轻拉直、固定后，用襁褓裹住、粘上粘扣。注意：外层绑带不要绑得太紧；检查腿部是否留下足够空间。

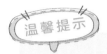

温馨提示

襁褓不可包裹太紧。包上襁褓的宝宝，一定要脸朝上，腿部要有足够的活动空间。将宝宝的双腿、双臂拉直、包紧的"蜡烛包"这种传统方法不可取，可能增加宝宝髋关节损伤风险。父母要时刻留心，不要让宝宝过热，如果发现宝宝出汗、脸发红、呼吸急促，要及时解开襁褓。

★ 尝试有节奏的运动

在妈妈的子宫里，无论妈妈是在走路还是在坐着看电视，或是睡觉时翻身，宝宝的感觉就像在海上坐船一样舒适，因此，有节奏的动作也是安抚宝宝的有效方法。有些人认为摇晃会把婴儿脑袋摇坏，其实轻晃问题不大，因为宝宝在羊水里就处于摇晃的状态。摇晃开启了脑袋里的"运动传感器"，让婴儿觉得舒适，很多宝宝在推车、汽车中容易入睡，喜欢摇摇车，部分原因也正是有节奏的动作会让宝宝产生舒适感。

父母可以选择一些轻柔、有节奏的动作来安抚宝宝。每个宝宝喜欢的动作都不一样，父母可以尝试多种方法，看看自己的宝宝最喜欢哪一种。

下面介绍几种常用的安抚宝宝的动作：

○ 搂着宝宝轻轻地左右或上下摇晃，或轻轻拍打宝宝的后背。

○ 抱着宝宝或将宝宝放在婴儿背带里去散步。

○ 抱着宝宝轻轻地跳舞。

○ 将宝宝放在摇篮里，然后慢慢地、轻轻地晃动摇篮。

○ 把宝宝放在车里，开车出去。

★ 妈妈的声音或小噪声

不少爸爸妈妈会下意识觉得如果希望宝宝睡眠好，就要让宝宝在一个绝对安静的环境中睡眠。所以，在宝宝睡觉的时候，很多家长都会把宝宝的房门关上，行事也蹑手蹑脚，甚至相互交流都要打手势，务求保证"零声响"。殊不知，这样时间长了以后，很容易造成宝宝在睡觉时非常敏感，如果离开这个安静的环境，在睡觉时一有响声就醒。

其实，声音有着神奇的魔力，它能安抚宝宝激动的情绪，使他平静下来。当宝宝表现出坏情绪时，爸爸妈妈可以轻轻吟唱摇篮曲、童谣或播放舒缓的音乐，甚至来一点儿小噪声，宝宝就会慢慢平静下来，没有必要将宝宝刻意安排在一个绝对安静的环境里睡觉。

◎ 让宝宝听妈妈的声音

宝宝出生2个月左右，听觉敏感度提高，开始对各类型的声音有反应，并且会想要寻找声音的来源。同样地，此时宝宝也会对声音表现出丰富的反应：哭闹中的宝宝只要一听到妈妈安抚的声音，会很快降低焦虑而停止哭泣，接着会因为感到满足而发出喃喃的声音。

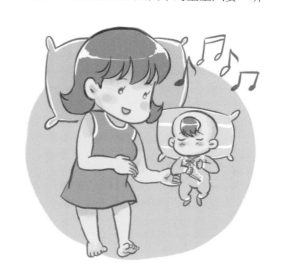

宝宝无论是在正常情况下还是兴奋、焦虑时都可能会发出"嗯、嗯"的声音，妈妈可以模仿宝宝，以和宝宝同样的音高与节奏发出"嗯、嗯"的声音来回应宝宝，这会让宝宝感觉妈妈是了解他并与他同在的。然后，妈妈可以观察宝宝的反应，如果宝宝的肢体、表情、声音中仍然呈现出不安的情绪，妈妈则可以放慢回应的速度，以更平稳但仍与宝宝相同的"嗯、嗯"声来回应宝宝。

◎ 来一点儿小噪声

噪声的声波反应是乱中有规律，如果家里有吸尘器，可以选择开小挡，如果有收音机的话就将收音机扭到2个电台之间，或者是录音机放空带，制造一些小噪声，让宝宝的注意力分散，这样的环境下宝宝就会忘掉哭闹，进入睡眠的状态。

爸爸妈妈不必担心噪声会影响宝宝，有时候宝宝需要在一些存有噪声的地方成长。反之，如果常常在一个过于安静的地方，一旦遇到小噪声就会不适应。所以，来点儿小噪声，让宝宝入睡吧！

★ 宝宝靠吸吮获得安抚

从出生到6个月左右的宝宝天生有着强烈的吮吸需求，在他们的意识里，吸吮任何东西，如奶瓶、乳头、安抚奶嘴、自己的手指、脚趾等，都会非常愉悦。鼓励宝宝吮吸，也能起到安抚情绪的作用。

月龄较小的宝宝还没有将自己的小手移到嘴里的能力，缺乏将自己的小手保持在某一位置的力量，他们需要帮助来完成自己强烈吮吸的需求。给宝宝提供这种吮吸的方式是母乳喂养。如果宝宝为了获得安慰而吮吸，通常吮吸动作迅速，但很少有吞咽动作。如果是这种情况，可以让宝宝多吮吸一会儿。

如果你没有采用母乳喂养的方式，或者宝宝不饿，但需要额外的抚慰，父母可以把自己的手指伸给宝宝吮吸。具体的做法：将干净的手指伸进宝宝的口里，指尖抵住上颚，指甲肚正对宝宝的舌面，这样可以避免锯齿状的指甲伤害到宝宝。

宝宝3~4个月大时就具有足够的体力来吸吮自己的手指了。尽管一开始宝宝可能需要妈妈的帮助才能找到自己的拇指，但他很快就能灵活地找到手指并将手指放入嘴中。当宝宝可以吮吸自己的手指时，父母不应该制止，可以为宝宝将手指清洁干净，并隔段时间让宝宝换手吮吸。

如果发现在宝宝最初几个月里必须使用安抚奶嘴，请采用各种不同的方式来限制安抚奶嘴的使用，以免使它成为宝宝的依赖物。首先，只有当宝宝要睡觉时才使用安抚奶嘴，这通常也是宝宝最需要深度吸吮的时候。不要在宝宝心烦、孤独或无聊时提供给他。其次，使用安抚奶嘴应该是迫不得已时使用的方法，在诸如摇晃、唱歌和抱抱等其他方法都无法抚慰宝宝时，安抚奶嘴才派上用场。最后，为了尽量减少心理依赖与对身体的危害，当宝宝6个月大时，应逐渐使用其他安抚物代替安抚奶嘴的使用。

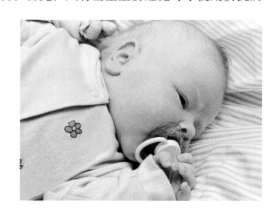

★ 抚摸也是安抚妙招

妈妈为宝宝做抚触有很多好处，可刺激宝宝的淋巴系统，增强其抵抗疾病的能力；可增强宝宝的食欲，使其消化系统的功能得到改善；宝宝不安的情绪可通过妈妈的抚触得到安抚，减少哭闹；可延长宝宝的睡眠时间，加强宝宝的睡眠深度；还可以促进母婴间的交流，让宝宝感受到妈妈的关爱。

抚摸婴儿的方法很简单，既可以按照一定手法有针对性地抚摸，也可以随意地、轻柔地抚摸宝宝的脸、背、手等。父母只要掌握抚摸宝宝的基本原则，便能轻松安抚宝宝。

做好准备工作

抚摸宝宝时，尽量将房间的温度控制在25℃左右。妈妈、宝宝都应采用舒适的体位，居室里应安静、清洁，可以放一些轻柔的音乐做背景，有助于妈妈、宝宝放松。

抚摸宝宝的正确方式

父母在抚摸孩子的时候，一定要带着爱意，可以轻轻地抚摸孩子的手、脸或脚。同时，要注意不能太用力，也不能像挠痒痒一样。最好能够一边抚摸一边和宝宝说话，这样温馨的环境下，宝宝会很享受，也更容易感受到来自爸爸妈妈的关爱。

抚摸时，可以配合着轻声哼唱、讲故事或是逗逗孩子，这都是很好的亲子沟通的方式。

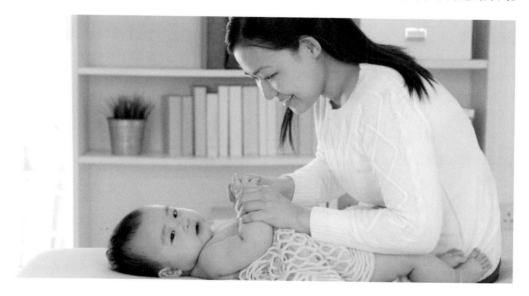

抚摸的时间

每次抚摸时间控制在15分钟左右，时间太短起不到效果，时间太长容易引起宝宝的反感或依赖。如果宝宝很享受父母的抚摸，直到产生了依赖性，不抚摸孩子的话，他们就会睡不着，这也不利于宝宝安睡。

抚摸的部位

正常情况下，孩子身上并不是每个部位都需要抚摸的，手、脸、脚、腿、背、腹等部位是抚摸需求较大且安抚效果较好的部位。

★ 爸爸也能成为宝宝的安抚者

尽管多数情况下，妈妈安抚宝宝比较有效，但是，宝宝从来没说过他不喜欢爸爸的抚慰。由爸爸来做的针对宝宝感官发育的安抚法，对宝宝更有一番特别的魔力。所以，爸爸应主动承担起安抚宝宝的工作，在安抚过程中拉近与宝宝的距离。

用你的鼻子轻轻触碰宝宝

这陌生的动作让宝宝感觉新奇，好奇心上来，坏脾气就逃开了。

朝宝宝的额头吹气

直接而温柔地朝宝宝的额头连续吹气，他会立刻眨眼、深呼吸；重复几次，他就忘了自己为什么哭。不过，得确定你没感冒。

抱着宝宝摇一摇

搂紧宝宝，摇摇晃晃，试试爸爸的力量。大多数宝宝喜欢这种被紧紧包裹的感觉，这会让他感觉温暖而安全。

抱着宝宝到外面走一圈

宝宝喜欢新奇的事物，喜欢到户外溜达。如果抱着宝宝到外面活动，这会让很多宝宝停止哭泣。

用用你的粗嗓门

跟宝宝说话、唱歌，或者干脆念一段你的工作计划给他听听。忽然听到跟妈妈温柔女声不一样的粗嗓门，宝宝会觉得很意外，眨巴着眼睛就不哭了。

给宝宝吸你的手指

有时候宝宝大哭大闹的理由很简单，他就想吮吸点儿什么。那就让宝宝尝尝爸爸的大拇指，温暖柔软，有点儿奇怪。不过，必须保证你的手指是仔细清洗过的。

★ 给宝宝选择合适的安抚物

很多妈妈都发现，宝宝在入睡时会特别依赖某样东西，比如某个玩具，甚至妈妈的一件衣服。这些东西对宝宝来说是情感的慰藉，能给宝宝很多安全感，我们统称它们为安抚物。此外，这些安抚物大多具有柔软、温暖的特点。

随着宝宝年龄的增长，他内在的安全感建立得越来越好，内心也越来越强大，就会逐渐摆脱对安抚物的依赖，勇敢地走向外面的世界。宝宝依赖安抚物只是个阶段性的问题，一般不用管，耐心地等待他自行解决就好了。父母要做的是正视安抚物，并为宝宝选择合适的安抚物，放心让宝宝结交这样一个贴心的"好伙伴"。

● 毛绒类安抚玩具

毛绒类安抚玩具柔软、舒适，是可以长期提供安抚作用的好物件。毛绒类安抚玩具和一般毛绒玩具最显著的区别就在于安抚玩具是小宝宝睡梦中可以依靠的好朋友。

毛绒类安抚玩具一般适用于月龄在4个月以上、俯卧时可以自行抬头挺胸的宝宝。选择的毛绒类安抚玩具要柔软、安全，一般4个月到2周岁的宝宝，选择安抚玩具的总长度以40厘米左右为宜。不要选择身体过大、填充太实的毛绒玩具，这类玩具有导致婴儿窒息的安全隐患，尤其不适合给月龄较小的宝宝使用。

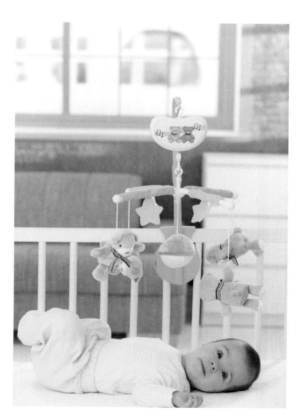

● 声光类安抚玩具

毛绒类安抚玩具更多从触觉上安抚宝宝，而声光类安抚玩具，能从视觉和听觉上安抚宝宝。不少宝宝怕黑，柔和的光能让他们感到放松。这种情况下，妈妈可以给宝宝选择一个声光安抚玩具，让宝宝在玩具的陪伴下安然入睡。

让宝宝维持安睡状态的小技巧

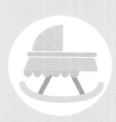

如果你已经学会了一些让宝宝快速入睡的安抚和哄睡方法，接着就应该是想办法让宝宝保持睡眠状态。除了保持卧室环境的舒适、安静之外，父母可以试试以下方法。

★ 睡前喂饱宝宝

宝宝胃容量较小，即使是夜晚也很容易因为饥饿而醒。为了让宝宝保持安睡状态，减少因饥饿带来的夜醒问题，从下午起妈妈可以适当增加哺乳频率，让宝宝吃饱。宝宝开始吃辅食后，可以给宝宝吃辅食，这也能让宝宝维持更长时间的睡眠状态。

★ 保持安全的睡眠姿势

在宝宝能自主翻身之前，宜让宝宝仰卧或侧卧位睡觉。同时，在宝宝睡觉时，父母也要不时查看，以防有物品盖在宝宝脸上。

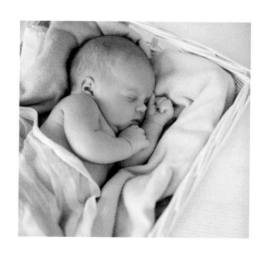

1岁以后的宝宝已形成了自己的入睡姿势，要尊重宝宝的睡姿，只要宝宝睡得舒适，无论仰卧、俯卧、侧卧都是可以的。如果宝宝晚上刚喝完奶就要睡，宜采取右侧卧位，有利于食物的消化吸收。若宝宝睡的时间较长，可以帮他变换姿势。

★ 留一些妈妈的气味

如果宝宝对于跟妈妈分开特别敏感，可以将妈妈的一些物品放在宝宝床上，如妈妈的衣服。同时，妈妈要了解宝宝的性情和需求。如果宝宝在没人马上过来安抚时，就会完全清醒，并发脾气，很难再静下来，在宝宝睡觉时，最好不要离开太久或太远。如果你能在宝宝完全醒来前赶到他身边，或许只要把手放在他身上，搂抱一下或者喂一下奶，他就能很快又入睡了。反复几次之后，宝宝或许就能慢慢建立起安全感，减少对妈妈的依赖了。

★ 帮宝宝顺利接觉

　　婴幼儿的睡眠周期比成人短，如果一个睡眠周期结束后，无法顺利进入下一个睡眠周期，宝宝则会醒来，有时会伴随哭泣，即使停止哭泣后也无法精力充沛地玩耍。接觉是指，让宝宝在一个睡眠周期结束后顺利进入下一个睡眠周期。然而，很多家长知道让宝宝夜晚接觉的重要性，却在宝宝白天小睡醒后直接抱起宝宝逗玩，长此以往，会让宝宝安睡周期更短。

　　当宝宝入睡后突然醒来，可以先观察几分钟，看宝宝能否自己入睡，如果不能，家长可以轻轻拍宝宝背部或肩部，甚至抱起来哄，直至宝宝入睡。

　　有些宝宝不需要任何外界辅助就能再次入睡，而有些（特别是那些比较固执的高需求宝宝）则需要一些帮助（如哺乳），此时，父母便需要尝试让宝宝再次入眠的安抚方法。

★ 减少生理上的不适

　　生理上的不适也是影响宝宝睡眠状态的一个主要因素。如果宝宝有鼻塞，则应在睡前帮宝宝清理干净鼻腔内的分泌物，并保持室内空气的洁净和舒适；如果宝宝因长牙的不适而出现夜奶频繁的倾向，则可以给宝宝准备一个干净的牙胶，在宝宝想吃夜奶时给他咬；在喂奶前或睡觉前为宝宝更换好尿布。

★ 睡眠不安的处理

　　有的宝宝夜里睡眠不安、易惊醒、哭闹，父母每次都立刻将其抱起来又拍又哄，让其再度入睡，结果宝宝很快习惯于这种在父母怀里入睡的情况，不拍不哄便不再入睡。因此对偶然出现的半夜哭闹要查明原因，如宝宝白天是否受了惊吓，睡前是否吃得过饱，或饥饿、口渴，是否尿床、内衣太紧以致躯体不适，是否有腹痛、鼻塞等，并给予针对性处理。若无躯体疾病，则应改变其睡眠环境；宝宝夜醒，父母应克服焦虑情绪，既不宜过度抚触孩子，也不要烦躁或发脾气，慢慢地，夜间哭闹可自行纠正过来。

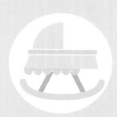

走出婴幼儿睡眠误区

很多父母对婴儿睡眠问题了解得并不多，常常倾向于相信生活里一些广为流传的经验。为避免陷入育儿的误区，父母应正确看待宝宝睡眠的传统观点。

★ 误区一：婴儿比成人睡得更踏实、安稳

"睡得像婴儿一样！"以前大家都认为这是在夸睡得好，但当你了解婴儿的睡眠模式后，你就会知道如果你的睡眠真像婴儿，估计你已经被睡眠问题折磨疯了。不论是成人还是宝宝，睡眠都是由深睡眠和浅睡眠两个阶段不断循环组成。对于婴幼儿来说，他们的睡眠大部分是浅睡眠。

处于浅睡眠状态下的宝宝容易惊醒，也睡不踏实，因此，婴幼儿睡眠并不像我们想象的那样好。

★ 误区二：玩累了自然就睡了

累了自然就睡了，可能是成年人自己的切身感受。但是，婴幼儿的睡眠信号和大人很不一样。有时候如果给予婴儿的刺激量大，就会使他们在清醒时的困倦信号不易被发觉。乍一看，精神好、玩得开心，这对大人来说是清醒的特征，但对婴儿却可能是过度疲劳的表现。因此，对婴儿来说，常常越累越难入睡，很难安抚，出现"闹觉"，无法"自然就睡了"。虽然累到极致最终一定会睡着，但基本是闹着闹着瞬间睡着，这种睡眠方式其实是不健康的崩溃式入眠，睡后还容易出现夜惊等现象。

★ 误区三：不睡觉那是不困

"不睡觉"是个客观现象，但更准确的说法应该叫"没睡着"。差别在于"不睡觉"强调的是婴儿的主观意愿，意指婴儿"不愿意睡"；"没睡着"并非都是"不愿意睡"，而是有"想睡却没睡着"和"不想睡所以没睡着"两种情况。

婴儿对睡眠的控制力非常有限，即使愿意睡也不代表就能睡着。他们的睡眠更像是只出不进的单向系统——醒来容易睡觉难。当宝宝想睡却无法入睡时，家长应让宝宝安静下来，并采用合适的安抚技巧帮助宝宝入睡。

★ 误区四：宝宝小，不必强调睡眠习惯

很多家长认为，睡眠是一件再自然不过的事情，何况宝宝年龄小，等他长到一定年龄后，自然就会自己睡觉。这样的想法并不符合宝宝健康睡眠的要求。

国外大量专业睡眠机构的研究数据表明，如果一个孩子在婴幼儿时期就有严重的睡眠问题，并且没有得到及时改善，那么这个睡眠问题很有可能伴随他终身。0～1岁是宝宝睡眠习惯养成的关键期，24小时的昼夜节律一般在1岁以内就已经确立了。但有很多父母是到自己要上班了、宝宝要上幼儿园了，才想到去调整宝宝的睡眠习惯。宝宝的睡眠习惯一旦形成，再去纠正就有点儿难了。

由此看来，家长最好是从宝宝出生之日起，就有意识地培养宝宝良好的睡眠习惯，让宝宝学会自觉地入睡。

★ 误区五：白天不睡晚上才能好好睡

很多家长认为，每个人包括小婴儿每天需要的睡眠时间都是固定的，如果宝宝某个时间段睡得多，那另一个时间段则会睡得少。这个观点并不正确。

大量的研究和实践经验表明，白天按时、充足的小睡能够保证孩子白天良好的状态，也能促进夜晚的睡眠。相信许多妈妈都发现，白天没睡好的宝宝，在夜晚入睡更难，可能会烦躁不安，甚至尖叫哭闹，在入睡后很快醒来。

婴幼儿需要的睡眠时间比成人多，白天也是如此，尽管随着年龄增加，婴幼儿白天和晚上的睡眠会逐渐此消彼长，但这个转折点要到6个月至1岁才会逐渐出现。然而，很多成人却以自己的想法觉得宝宝"睡得太多"。以4月龄婴儿为例，他们白天可能仍然需要4~5小时的小睡，这对宝宝来说是正常的，但却远超过很多成人的想象，对成人来说白天有2小时的小睡已经很长了。

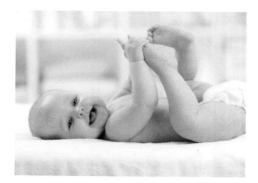

★ 误区六：有的宝宝天生睡得少

宝宝真的是天生觉少吗？还是养育不当引起的问题？宝宝想睡觉的时候没睡，可能是因为家长正抱着宝宝在客厅玩，也可能是宝宝才说了几声梦话，正想接着睡，就被抱出卧室。儿科专家指出，不排除有天生觉少的孩子，但家长应仔细观察，千万别轻率地给宝宝贴上"就是觉少"的标签。

★ 误区七：夜里开灯睡觉更方便

有些年轻妈妈为了方便夜间喂奶、换尿布，往往将卧室里的灯通宵开着，这对宝宝有不利影响。医学研究表明，婴儿在通宵开灯的环境中睡眠，可能导致睡眠不良，睡眠时间缩短，进而减慢发育速度。婴儿的神经系统尚处于发育阶段，适应环境变化的调节功能差，卧室内整夜开着灯，势必会改变人体适应的昼明夜暗的自然规律，从而影响宝宝正常的新陈代谢，危害其生长发育。

以视力发育为例，据英国学者报告，睡觉时卧室内开着小灯的孩子有30%成了近视眼，而在灯火通明环境中睡觉的孩子近视眼发生率则高达55%。

另外，如果夜晚开灯睡觉，还容易使宝宝形成昼夜颠倒的习惯，不仅影响宝宝的睡眠，而且容易使家人疲劳。

★ 误区八：宝宝一有动静就安抚

宝宝的睡眠周期短，如果宝宝出现轻轻抽泣或运动，很多家长的第一反应就是，宝宝可能会醒来，如果拍拍他或抱抱他，则可以帮助宝宝继续入睡。事实上，这样的行为反而会导致宝宝惊醒。因此，家长应理性看待宝宝夜间可能出现的小动作，如果宝宝扭动身体或哼哼唧唧，不要急着去拍他、抱他或者给他喂奶，先在床边观察一下，看宝宝是否能接着睡。否则，过多的干预会人为地打断宝宝深睡眠

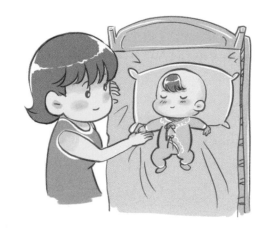

和浅睡眠的自然交替，破坏宝宝的睡眠规律。如果宝宝出现了哭闹等更多的表现，我们再去进行下一步的处理。

★ 误区九：抱着睡可以让宝宝更快入睡

抱着睡确实可以让宝宝获得一种安全感，但也容易让宝宝形成依赖。等到宝宝大一点儿，我们想改变这种依赖有时会很困难。这种依赖心理还会延长宝宝的入睡时间，容易造成入睡困难。

当宝宝夜间醒来，父母如不能及时给予抚慰，他很难再自己入睡。这对培养宝宝独立入睡的习惯和形成夜间深睡、浅睡的自然转换都会造成不良影响。

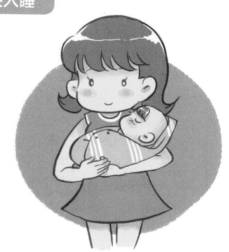

★ 误区十：睡眠环境越安静越好

孩子一般在3~4个月大时就开始自觉地培养"抗干扰"的调节能力了。然而研究表明，约有30%的婴儿并没有学会"抗干扰"——他们往往一有"风吹草动"便难以入睡，或在熟睡中被惊醒。其实，婴儿自会在自然的"家庭噪声"背景下入睡，家长大可不必在房间里特意踮脚轻轻走动，不敢发出任何一点儿细微的声响。否则，孩子很可能养成这样的不良睡眠习惯：只有在人为、刻意制造的"极度"安静的环境里才能入睡，而这种环境在现实中却是难求的。

★ 误区十一：宝宝睡觉是需要哄的

大部分宝宝在睡前可能都需要看护人安抚，也就是我们通常所说的哄睡。由于宝宝出生时的自我安抚能力有所不同，在父母不同养育方式的影响下，宝宝自我安抚能力的差异就更大了。妈妈应该选取正确的方式来让宝宝在睡觉前觉得放松与安心。

宝宝的安抚能力除了和自身的感官、身体控制能力发展有关之外，最重要方式就是模仿和学习。哄得太多，会阻碍宝宝睡眠能力的发展。0~3个月是宝宝学习安抚的关键时期，家长可尝试不同安抚方式，同时，给孩子机会学习自我安抚和自行入睡。

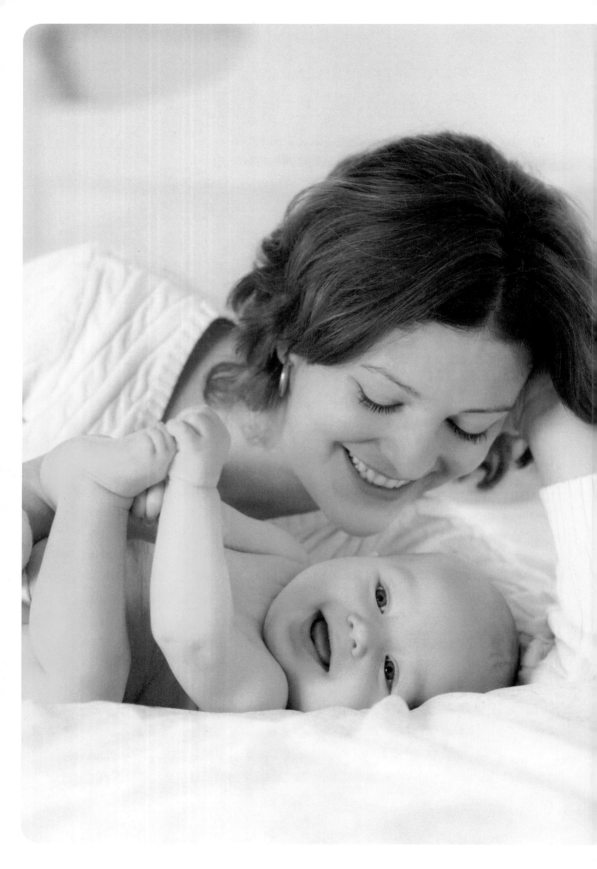

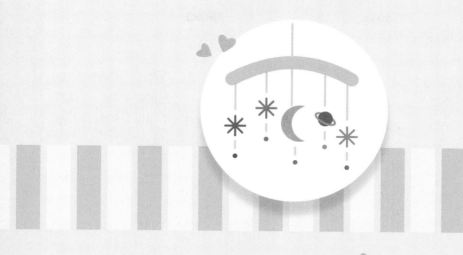

Part 2

0 ~ 3个月，
培养宝宝睡眠习惯的关键期

这一时期的宝宝大部分时间都处在睡眠状态，并分布于全天的 24 小时内。尽管如此，这一时期却是宝宝睡眠习惯养成和睡眠问题出现的时间，爸爸妈妈应引起重视。例如，从宝宝出生起，便让宝宝睡小床；不要让宝宝养成奶睡的习惯；帮宝宝建立固定的吃、睡、玩的规律等，这些对提高宝宝睡眠质量、预防日后出现睡眠问题有着积极的意义。

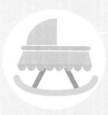

宝宝的生长发育情况

宝宝从出生到3个月，是新生儿向婴儿过渡的阶段，这个阶段的宝宝虽然浑身上下软乎乎的，但能吃能睡，长得特别快。爸爸妈妈要把握好宝宝最初的3个月，了解其生长发育情况，精心照护其睡眠，让宝宝茁壮成长。

★ 新生儿的生长标准

自胎儿娩出开始至出生后28天，为新生儿期。这个时间虽然跨度不大，却是宝宝生长发育的重要阶段。

身高： 新生儿诞生时的平均身长为50厘米，男、女宝宝有0.2厘米~0.5厘米的差别。正常新生儿之间，身长略有差异，但差别很小。

体重： 新生儿诞生时的平均体重为3千克~4千克，随着生活水平的提高，还有继续增长的趋势，且巨大儿出生率也有所提高。

头围： 新生儿出生时，平均头围为33厘米~35厘米，在出生后头半年内，头围增长速度较快。

胸围： 一般刚出生的宝宝胸围平均为32厘米，随着身高、体重的变化，宝宝的胸围也会逐渐增加。

前囟门： 宝宝刚出生时，前囟门平软，斜径平均为1.5厘米~2.5厘米，当然也存在一定的个体差异，只要在1厘米~3厘米之间都算正常。

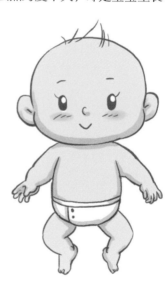

除了以上身体发育指标外，新生儿还具有寻乳反射、吮吸反射、吞咽反射等多种先天反射和各项能力。例如出生第一周的宝宝可以看到15厘米以内、45°角范围内的物体；听到声音后头会转向发出声音的方向，眼睛也会寻找声源；触觉也很灵敏，对不适应的感觉会做出反应；能辨别食物的滋味、识别不同气味等。此外，随着宝宝的身体发育，他的视觉、听觉等会更加灵敏，还会逐渐形成自己睡眠、吃奶和排便的规律，夜间睡眠时间也会变长，有的宝宝能睡4个小时左右的长觉。

★ 1 ~ 3 个月宝宝的生长标准

　　过了满月的宝宝身体变得圆润起来，皮肤变得光滑、白嫩，身高、体重和宝宝的各项能力等也有了进一步发展。

发育指标		1~2 个月	2~3 个月
体重 （千克）	男孩	4.5 ~ 5.6	5.6 ~ 6.7
	女孩	4.2 ~ 5.2	5.2 ~ 6.1
身高 （厘米）	男孩	54.8 ~ 58.7	58.7 ~ 62.0
	女孩	53.7 ~ 57.4	57.4 ~ 60.6
头围 （厘米）	男孩	36.9 ~ 38.9	38.9 ~ 40.5
	女孩	36.2 ~ 38.0	38.0 ~ 39.5
胸围 （厘米）	男孩	33.7 ~ 40.9	37.4 ~ 45.0
	女孩	32.9 ~ 40.1	36.5 ~ 43.7
视觉发展		能看清15厘米~25厘米内活动的物体和人脸，对父母的面容有了一定的记忆力；会追逐亮光，会把头转向灯光或者有亮光的窗户附近；家长将物体伸到宝宝眼前，宝宝会眨眼，出生时的斜视现象也会得到纠正。	开始对颜色感兴趣，喜欢看红、黄、橙等鲜艳颜色，对红色最敏感，看到后很快做出反应。而且，宝宝已经认识了奶瓶，看到父母拿着奶瓶靠近自己，就知道要喝水或者喝奶了，会安静地等待着父母来喂自己。
听觉发展		对声音有初步的分辨能力，可以识别噪声；听到舒缓动听的音乐，宝宝会很安静，还能把头转向播放音乐的方向；如果是噪声，宝宝会变得烦躁甚至哭闹。	此阶段宝宝的听觉发展较快，不仅能把头转向发出声音的方向，还能初步区别音乐的音高。家长要和宝宝多说话，给宝宝听欢快的音乐，对宝宝的听觉发展很有利。
运动能力		此阶段宝宝的动作大部分是全身性的，也被称为婴儿的泛化反应。例如，宝宝只要不睡觉、吃奶，他的手脚就会不停地动，尝试支撑自己的身体，并做出类似爬行的动作；可以将攥着的小拳头放到嘴边吮吸；宝宝俯卧时可以抬一会儿头但不会持续太久；面部表情也逐渐变得丰富。	宝宝不但能俯身抬头，还会抬得很高，可与床面呈45°角；借助上身和上肢的力量把上身翻起来，如果家长帮忙，宝宝能把全身翻过去；宝宝能够伸手去够自己感兴趣的东西，家长可以用玩具引逗宝宝，以锻炼他手眼协调的能力。

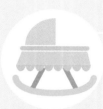

宝宝睡眠须知

宝宝的健康成长不仅依赖丰富而全面的营养供给，还需要充足而健康的睡眠。尤其是 0 ~ 3 个月的宝宝，一天中的大部分时间都在睡眠中度过，只有睡得好才能精神好、身体好。具体而言，此阶段宝宝的睡眠有何特点呢？

 ## "婴儿般的睡眠"和你想的不一样

很多家长一提起"婴儿般的睡眠"，眼前就会浮现出恬静、美好的画面，想当然地认为婴儿般的睡眠就意味着睡得安稳、舒适。然而，真正对婴幼儿睡眠有所了解之后才会发现，原来"婴儿般的睡眠"并不是想象中那么美好。

宝宝的睡眠周期较短，一觉很少超过4小时，而且易醒期比较多，如果哄睡不当，很难进入下一个睡眠周期。此外，宝宝的浅睡眠时间是成人的2倍。

宝宝从刚出生到 2 ~ 3 个月，入睡后会遵循 REM 睡眠 – 浅睡 – 深睡的顺序，3 个月后转变为浅睡 – 深睡 –RTEM 睡眠。

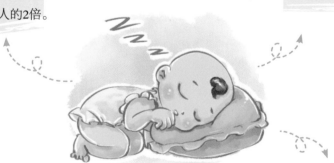

转入深睡后，宝宝很安静地躺着，呼吸也变得更均匀，几乎没有任何动作，即使有很大声音，宝宝也不会轻易醒，"婴儿般的睡眠"也只存在于这个阶段。

当宝宝处于浅睡眠中，手会时不时地挥动一阵，眼皮睁开一下，小嘴还会吧唧吧唧好像在吃奶，甚至会发出哼唧的声音，好像要醒来的样子。

宝宝在长大，睡眠状况也在变化

也许很多家长都不知道，随着宝宝一天天地长大，发生变化的不仅只有容貌、身高等外在方面，宝宝的睡眠状况也会发生变化。这种变化是为了更好地满足和适应不同阶段宝宝生长发育所需。

1 新生儿期是宝宝睡眠时间最长的时期，尤其是1周大的宝宝，每天要睡18小时左右，但每次睡眠时间很短，只有2～4小时。3周大的宝宝，每次能睡的时间也只有2～3小时，这种睡眠周期并不符合任何一种昼夜模式。

2 大概6周左右，宝宝的夜间睡眠逐渐变得有规律，单次睡眠时间长度在4～6小时。但要提醒家长的是，几乎所有婴儿在6周时最缠人，哭得最多，醒的时间最长，这也意味着这一时期宝宝的睡眠问题会比较突出。

3 大约从2个月开始，宝宝的睡眠方式慢慢发生改变。宝宝白天能较长时间地保持清醒状态，到了晚上，宝宝会睡得更早，无间断的睡眠时间更长，也就是说，睡眠-清醒的节奏将要在宝宝身上得到体现。

宝宝的睡眠问题逐渐凸显

有很多妈妈觉得在宝宝日常的喂养、护理等方面都还算得心应手，唯独宝宝的睡眠问题成了"老大难"！宝宝只要一放下就醒、有一点儿声音就会醒，还总睡不踏实，睡眠问题层出不穷，难道让宝宝睡个好觉就这么难吗？

◯ 放下后就醒

表现为：宝宝抱着睡着后，一放下就醒，即便放下的时候没有醒，几分钟后仍然容易醒。

其实这是抱睡难以避免的问题，家长无须过多纠结。抱宝宝睡觉时，最好连同小毯子一起抱起，放下时也一起放下，避免被褥过凉惊醒宝宝；等宝宝睡沉的时候，再缓缓放下宝宝，尽量让宝宝屁股先着床，稳定后再放下宝宝的头部。

小睡 30 ~ 45 分钟就醒

表现为：宝宝好不容易睡着了，但睡30~45分钟后就醒，根本睡不了长觉，比闹钟还准。

通常婴幼儿小睡周期的长度就是30~45分钟，这在一定范围内是正常现象，家长不必过于担心。如果宝宝没睡够，家长就逗着玩，会让宝宝形成习惯性睡得短。当宝宝睡眠周期结束醒来后，不要逗引宝宝，而是要鼓励宝宝继续睡，尝试接觉。

有声音就容易醒

表现为：周围环境稍微有声音，宝宝就手足乱舞，莫名地一惊一乍，甚至很容易被惊醒。

很多宝宝都有这种情况，这与宝宝神经发育尚不成熟，加之自带的惊跳反射有关，也可能是因为宝宝肌张力高、缺乏维生素D导致血钙水平低引起的。家长要注意减少嘈杂的环境噪音，或通过裹褓褓等方法，帮助宝宝稳定身体、减少惊吓。

入睡困难

表现为：宝宝白天不睡觉，即使很困也不睡，如果家长哄宝宝入睡，宝宝会哭闹以表示反抗，"拒绝睡觉"的能力很强。

通常宝宝出现入睡困难和过度刺激、安抚不足有关。对于0~3个月的宝宝，适当出门经历温和的刺激，如看风景、逛公园等，反而比成天待在家容易入睡。此外，家长应多采取几种安抚办法，耐心地哄睡，也有利于宝宝顺利进入梦乡。

睡觉动静大、睡不踏实

表现为：宝宝睡觉时老是发出哼唧的声音，睡不踏实，有时还会使劲儿，憋得小脸通红，小腿乱踢或者腿伸直紧绷等。

这是宝宝浅眠时的常见表现，家长不要过度干预，顺其自然就好了。也有可能是宝宝胀气、腹部不适等，家长要注意检查宝宝的饮食，减少摄入容易引起胀气的食物，也可以给宝宝进行腹部按摩、吃完奶后拍嗝等，帮助宝宝排气。

🌀 接觉难

表现为： 宝宝完成一个睡眠周期（30～45分钟）后，很难再让他进入睡眠状态，不能实现睡长觉。

> 为了保证宝宝全天的睡眠质量和精神状态，有时候必须要接觉，帮助宝宝多睡一会儿。家长可以趁着宝宝刚睡醒还是迷糊状态时，拍拍甚至抱起宝宝，让他继续睡一会儿。如果宝宝常常只睡半小时，那么家长可以尝试在25分钟左右的时候，轻拍宝宝，将睡醒的迹象提前制止。

🌙 父母对宝宝睡眠问题的疑惑

　　良好的睡眠对宝宝来说非常重要，可是不知从什么时候起，宝宝变得不太容易跟睡眠"甜蜜约会"，类似夜啼、吃手等各种各样的睡眠问题也随之而来，这让家长困惑不解。

🌀 睡不好是不是没吃饱

　　其实宝宝睡不好的原因有很多，没吃饱只是其中一个可能因素。而且家长常常对宝宝"是否吃饱"做出误判。看到宝宝"找乳头"就认为宝宝没吃饱，其实宝宝的这种行为是"觅食反射"，一般在4个月左右消失。宝宝睡前困难容易被吮吸母乳安抚，并不是没吃饱就哭闹的起因。

🌀 为什么宝宝睡前吃很久

　　夜间睡觉前，宝宝好像能感觉到，吃得会比白天多而且会吃很久，属于正常现象。当家长明白了宝宝的这种需求，可以适当增加哺喂频率，还要注意拍嗝，以免发生吐奶。此外，家长要注意区分饿和困的吮吸，注意安抚技巧和睡眠时机，哺乳之外还可以辅助轻拍、拥抱等来安抚宝宝，别等宝宝饿极、困极再喂。

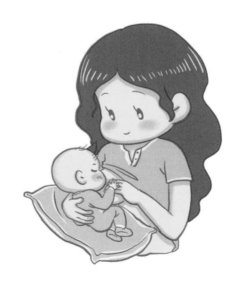

◯ 该分床睡还是同床睡

有些家长认为，和宝宝同床睡既能方便夜间喂奶，也有利于母子之间保持亲密关系，所以认为跟宝宝同床睡比较好。但专家建议，最好母婴同室不同床。一来让宝宝单独睡小床更安全，可以减少挤压、窒息等意外事故的发生。二来宝宝也不会因为寻找妈妈而频繁翻身、睡不踏实。而且，从出生起就让宝宝习惯睡小床，相对来说，也会比较容易养成独睡的习惯。如果妈妈想要方便夜间喂奶或者更好地照看宝宝，可以将宝宝的小床安置得离大床近一些。

◯ 为什么一放在床上就醒

好不容易哄睡着的宝宝一放到床上就醒，这可能与"放床"的手法和时机不对有关。家长应在观察到宝宝脸部几乎不动、呼吸均匀、眼皮静止，特别是四肢彻底放松之后再轻轻将宝宝放到小床上。如果宝宝突然醒了，家长可以拍拍宝宝，或者陪他躺一会儿。

◯ 宝宝夜啼是昼夜颠倒了吗

家长应避免宝宝白天过长时间的连续睡眠，白天小睡时，房间也不要太过昏暗和安静。晚间睡觉时，则应该给宝宝提供一个幽暗、相对安静的环境，从而帮助宝宝适应昼夜交替。

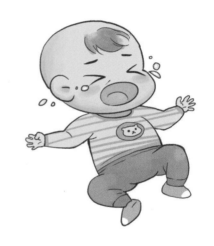

◯ 宝宝睡前吃手要不要制止

一般宝宝满月之后就会喜欢吃手。出现这种现象，家长不需要过多干预，但如果宝宝睡前吃手时间过长（超过半小时），家长就要考虑，宝宝是否过度疲劳或自我安抚能力不足，可以给宝宝一些替代物，如奶嘴、棉织物等，或者抱抱宝宝，不要置之不理。

◯ 要不要给宝宝睡偏头

过去的观念是要用米枕头固定宝宝的头部，刻意让宝宝睡成平头，其实这是应该摒弃的陋习。宝宝头骨尚软而且头部肌肉不发达，甚至还不能自如转动，容易朝一个方向睡，还会导致五官不对称，影响美观。家长最好能够经常帮宝宝变换头部方向，预防宝宝出现偏头。

◯ 要不要给宝宝睡枕头

要不要用枕头取决于宝宝的身体需求。新生儿脊椎平直，如果盲目使用枕头，会让宝

宝颈部发生弯曲，对生长发育不利。等宝宝3个月左右时，开始学习抬头，其脊椎出现弯曲，这时可以给宝宝枕1厘米高的枕头，到了七八个月，可稍微调高宝宝枕头的高度，有利于宝宝睡眠和身体发育。

宝宝睡眠出现的惊跳是惊厥吗

惊跳现象表现为，宝宝睡眠中双手向上张开又快速缩回，有时还会啼哭等现象，这是因为宝宝神经系统发育不完善，受到声音、强光、震动等刺激引起的兴奋，属于正常现象。家长轻轻按住宝宝身体的任何一个部位，都可以使他安静下来。当宝宝出现两眼凝视、不断眨眼、呼吸不规则并出现皮肤青紫、面部抽动等惊厥表现时，表明宝宝生病了，要及时送医。

接种疫苗后宝宝睡不好，需要就医吗

每个宝宝都要在规定时间内接种疫苗，有很多细心的妈妈发现，宝宝在接种疫苗后睡眠会受到影响，出现难哄、闹觉、白天嗜睡、夜醒频繁、夜惊等现象，尤其是接种乙肝、肺炎、流脑等疫苗后，反应会更明显。家长不必过于惊慌，如果没有其他不适症状一起出现，可在家中继续观察，暂时不需要就医。

使用襁褓，新生宝宝会有安全感

由于新生宝宝还不会完全控制自己的手脚，常常会因为身体痉挛或者受到惊吓，很容易从睡梦中惊醒，使用襁褓将其包裹，可以让宝宝重温在母体内的安全感，保持体温，也能慢慢适应外界环境。但使用襁褓只适合新生宝宝，当宝宝活动量稍大一些时，襁褓会限制其行动，这时就可以脱离襁褓了。

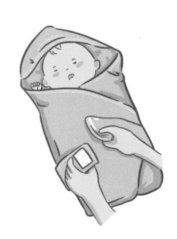

新生儿睡觉要不要捆

不要将新生宝宝捆绑在襁褓中睡觉，因为宝宝出生前在母体中，屈腿坐着的姿势比较多，所以出生后大部分宝宝是O型腿，这是正常现象。而让宝宝的两臂贴在身体两侧固定起来，会限制宝宝睡觉时自如的动作，也会让宝宝的身体处于肌肉紧张的状态。而且真正的罗圈腿是佝偻病的病症，不是捆绑可以预防的。因此，宝宝睡觉时，四肢应该处于自然放松的状态。

影响宝宝安睡的因素

宝宝睡不好都有相应的原因，虽说睡眠问题成因复杂，但家长还是可以从环境、身体、作息等相关因素着手，逐个排查。只要爸爸妈妈耐心细致，宝宝的黄金睡眠就有保障。

★ 宝宝可能饿了、尿了

导致0~3岁宝宝夜醒的原因很多，通常家长的第一反应是觉得宝宝饿了或是检查宝宝有没有尿湿，这也确实是影响宝宝睡眠的常见因素。

3月龄内的宝宝大多数不会因为尿湿而哭，尤其是在使用尿不湿的情况下。但也有些月龄较小的宝宝比较敏感，容易因尿湿的不适感而夜醒和哭闹。此时，家长要为宝宝换上干爽清洁的尿布。

除早产儿之外，其他3个月以内的宝宝应该每隔3小时喂一次奶，如果哺喂的频率过低，宝宝可能会因为没有吃饱而频繁夜醒。所以白天和睡前的哺喂一定要够，以减少夜醒的次数。

当宝宝出现舔嘴唇、努嘴，并把舌头伸出来等表现时，表明宝宝饿了。这时，家长一定要及时给宝宝喂奶，否则宝宝很快就会哭闹起来，特别是在宝宝出生的头几周。

在宝宝大约6周、12周及以后的各个阶段，宝宝可能会经历生长突增期。有几天他的胃口会猛增，哪怕原来夜间睡得很好，也会突然开始夜醒并要吃奶，这时要适当增加喂奶量和哺喂次数。

有些家长会把宝宝饥饿的信号和吮吸本能需要混淆了。家长可以酌情给宝宝使用安抚奶嘴。大多数宝宝吮吸奶嘴睡觉，一旦进入梦乡，奶嘴就会掉出来，而他们会继续安睡。

★ 宝宝身体不舒服

宝宝身体不舒服时，不仅会哭闹还会影响睡眠。冷了、热了、身体疼痛、疾病等都包括在宝宝身体不舒服之列。家长该如何分辨并解决，从而让宝宝整晚安睡呢？我们看看专家怎么说。

1 留意观察宝宝的哭声和身体反应。如果宝宝面部扭曲，或者身体僵直，或是睡觉和准备睡觉的时候向上抬腿或者乱动得厉害，这些迹象都可能表示疼痛。宝宝疼痛时的哭声比饥饿时更尖厉、声调更高。因此，家长要明确区分宝宝不舒服的信号，并找到原因及时解决。

2 因为宝宝活动有限，尤其是小月龄的宝宝，很容易因便秘而妨碍睡眠。通常喝配方奶的宝宝和母乳喂养的宝宝排便是否正常不能用同样的标准评判。如果宝宝喝配方奶 3 天没有大便，那他很可能是便秘了。母乳喂养的宝宝出现不明原因的哭并把膝盖往胸部抬，看起来很不舒服，这也是宝宝便秘的表现。家长可以握住宝宝的小腿做蹬自行车的动作，对缓解便秘很有帮助，如果实在不放心，就去看医生，医生会判断宝宝是不是还有其他问题。

3 2周之前，宝宝的体温是由父母控制的，宝宝对太冷、太热或者湿黏等情况会发出不同的信号。宝宝醒来时，家长要摸摸宝宝的手脚、脖子、鼻子和额头，看看宝宝是否出汗或是感觉凉。在夏天，有些宝宝的手、脚、头会是湿乎乎的，是因为他们的手呈握拳状，这表明宝宝有些热，正在出汗。家长可以为宝宝换上薄一点儿的衣服，千万不能将婴儿床放在空调排风口附近。如果宝宝颈后皮肤偏凉，则表示宝宝感觉冷，家长可以提高室内温度，或者给宝宝换厚一点儿的被子，并为宝宝多穿一双短袜，帮助宝宝保暖。

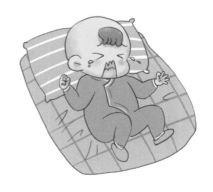

★ 宝宝受了刺激或太累

如果宝宝到了晚上很难安静下来睡觉；或者即使睡着了，也容易断断续续的，无法保持熟睡状态；或是白天不肯小睡，即使睡，也不会超过半小时或40分钟。这时，家长就要反思一下，宝宝白天的活动状况和情绪，看他是否太累或者受到了刺激。

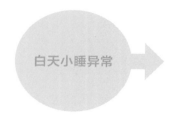 **白天小睡异常**

白天，特别是下午的时候，不要给宝宝过多陪伴或是频繁进出宝宝的房间；小睡前，不要让宝宝有太多刺激性的活动，比如挠痒痒、逗笑。同时，家长要加强对婴儿的睡前安抚，慢慢引导宝宝进入深度睡眠。

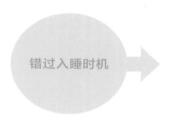 **错过入睡时机**

家长有时会忽视宝宝的睡眠信号，自认为宝宝清醒的时间多一些，一觉会睡得更久。这是错误的想法，错过宝宝入睡的最佳时机，让他进入了疲劳的临睡阶段，他不但睡不久，而且睡不安稳。

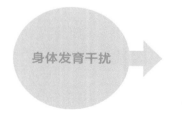 **身体发育干扰**

生理发育也会造成过度刺激，进而妨碍婴儿的睡眠。婴儿的协调能力较差，身体上的发育，如转头、揪头发、翻身等，这些动作很容易使宝宝自己打扰到自己，进而影响睡眠。家长不能也不要试图阻止婴儿的发育，但可以从旁辅助，帮助宝宝稳定姿势，比如在宝宝翻身后无法自行翻回原来的姿势而挣扎时，辅助宝宝翻回来，从而减少睡眠问题。

增加了活动

0～3岁的宝宝身体发育不成熟，较容易疲劳，即使是换尿布、注视眼前环境、听声音等日常活动都会消耗宝宝的体力。通常到了下午3点左右，宝宝就已经很累了，如果再增加小游戏或小活动，无形之中会让宝宝的活动量增加，宝宝很可能进入疲劳期，导致睡前异常兴奋而难以入睡。

★ 没有让宝宝形成规律的作息

如果家长从未留意过宝宝进食和小睡、就寝时间和醒来时间的规律，这往往意味着宝宝没有养成作息规律或者没能坚持，这也是宝宝睡眠问题形成的一大因素。那又是什么原因导致宝宝没有形成良好的规律呢？

没有常规程序

针对 3 个月以内的宝宝，保持吃－睡－活动的常规程序，让宝宝知道自己接下来要做什么，这样会让他感到放松，同时还能形成相对稳定的入睡时间，从而有利于解决宝宝的睡眠问题。但有些家长认为宝宝太小，只有吃得饱才能睡得好，导致宝宝醒来就吃，吃完就睡，往往忽略了活动这一环节，从而不能帮助宝宝形成常规程序。

黑白颠倒的困境

没让宝宝形成规律作息所导致的最常见问题就是宝宝黑白颠倒、昼夜不分。宝宝刚出生时，他的生物钟是按照24小时运转，并不知道白天与夜晚的区别，家长应想办法帮助宝宝区分白天和黑夜。

破坏常规程序的因素

有时候家长会出于自己的需要，而改变对宝宝常规程序的训练。例如带宝宝外出而减少小睡次数、没有察觉入睡信号而让宝宝过度疲劳，或者因为某些原因让宝宝很晚入睡等。其实，宝宝出生后的头几个月坚持常规程序很重要，切勿随意改变。

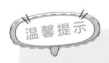

温馨提示

除爸爸妈妈外，照顾宝宝的其他人，如奶奶、姥姥、保姆、月嫂等，也应注重宝宝常规程序的建立，帮助宝宝建立起规律的作息。家长应向他们解释说明，并一起努力，解决宝宝的睡眠问题。

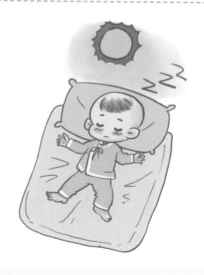

出生后6周开始培养睡眠规律

在出生后的前几周，宝宝每天大部分时间都是在睡觉，几乎没有规律可言。但宝宝出生后6周，他的作息时间逐渐固定，这时采用一些方法帮宝宝养成良好的睡眠习惯，会让家长和宝宝都受益。

★ 捕捉宝宝的睡前征兆

当宝宝困乏时往往会出现烦躁情绪、哭闹缠人等"闹觉"现象，家长要正确理解宝宝的意思，并让宝宝及时休息；有些宝宝在吃完奶后，会眼神迷离，如果爸爸妈妈在此时逗宝宝，会发现宝宝的反应也不那么灵敏，这可能是因为他困了；当宝宝想睡觉时，也可能出现揉眼睛、抓耳朵或者盯着某个地方不动等现象，家长也要及时哄宝宝入睡。

★ 帮宝宝适应昼夜交替

当宝宝在妈妈肚子中的时候24小时都是黑夜，现在来到一个新环境，有了白天和黑夜的区别，家长要教会宝宝适应昼夜交替，从而培养宝宝的睡眠习惯。

方法一

宝宝白天小睡的时候，屋子里的光线不要太暗，也不要过于安静，晚上睡觉则要给宝宝营造昏暗、安静的环境。

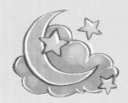

方法二

每晚睡觉前给宝宝洗澡、洗手、洗脸等，并换上干净的睡衣，或讲睡前故事，以形式的区别让宝宝明白夜间睡眠和白天小睡的区别。

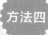

方法三

将最后一次喂奶时间固定下来，比如，每天晚上10点左右把宝宝叫醒喂奶。几天后，宝宝就会习惯在这个固定的时间里感到饥饿。

方法四

晚上喂奶时尽量保持安静，不在半夜对着宝宝说话或者唱歌，以免打消宝宝的睡意，将这些活动留在白天进行。

★ 帮宝宝形成睡觉和醒觉的规律

每个宝宝都有自己的睡眠时间，这也跟家庭的环境有关，重点是要保证宝宝有足够的睡眠。如果宝宝不习惯很早睡觉，家长也不必强求，但要准时。要让宝宝适应一套固定程序，比如睡前讲一个故事或者放睡前音乐。如果宝宝睡前紧张，那可能是因为他感觉到整晚都要跟爸爸妈妈"分别"，这时家长可以等宝宝熟睡后再离开。如果宝宝长时间处于睡眠状态，家长也要唤醒宝宝，以免紊乱作息规律。

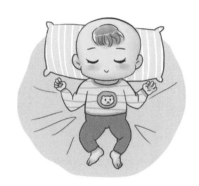

★ 学会查看和抚慰宝宝

父母可能都无法接受看着宝宝一直哭而不去安抚，但不正确的安抚方法，反而会妨碍宝宝睡眠规律的养成。因此，学会查看和抚慰宝宝的正确做法，很有必要。

○ 宝宝夜间哭闹时，很多家长都会观察宝宝是否一切都好或者轻轻地安抚，让宝宝回归到平静状态。这种方式确实会给宝宝提供安全感，但宝宝也可能会通过哭得更频繁、时间更久的方式来得到妈妈的抚慰，反而不利于形成睡眠规律。

○ 当宝宝在夜间哭闹时，家长可以尝试着通过解决引起宝宝哭闹的具体原因，如惊醒、身体不适或者需要安抚等，帮助宝宝平静下来，并重新进入睡眠。

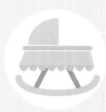

让宝宝安稳入眠的技巧

当宝宝被难以入睡、夜间啼哭、只能睡短觉等睡眠问题所困扰时，爸爸妈妈除了心疼，更多的是着急。那么到底该如何解决宝宝的睡眠难题呢？其实，想让宝宝顺利进入梦乡、安睡整晚也有技巧可循，下面我们就来一起学习一下。

利用宝宝睡眠 / 清醒规律让他入眠

一般来说，宝宝的清醒和睡眠是有规律可循的，如果能利用好这种规律，也是哄睡宝宝的有效方法。

宝宝醒来到再次睡着的时间被称为醒睡间隔。开始尝试入睡直至真正睡着，这个时间称为尝试入睡时间。其中，宝宝在醒睡间隔期间的活动包括喂奶、玩耍、入睡准备和尝试入睡等，不同月龄的宝宝醒睡间隔不同，睡眠时间也不同，大致范围如下表所示：

出生至 1 岁宝宝醒睡间隔和睡眠时间表

月龄	醒睡间隔	白天小睡时间	夜晚睡眠时间	夜晚夜醒时间
0~4 周	45 分钟 ~1 小时	1.5~2.5 小时 / 次 最长可一次小睡 3~4 小时	2 小时 / 次 最长可连续睡眠 3.5 小时	30 分钟 / 次
4 周 ~3 个月	1~2 小时	1.5 小时 / 次 最长可一次小睡 2 小时	2~2.5 小时 / 次 最长可连续睡眠 3.5~4 小时	30 分钟 / 次
3 个月 ~6 个月	1.5~2 小时	1.5 小时 / 次 最长可一次小睡 2 小时	2.5~3.5 小时 / 次 最长可连续睡眠 3.5~5 小时	20~30 分钟 / 次
6 个月 ~12 个月	2.5~4 小时	1.5 小时 / 次 最长可一次小睡 2 小时	3.5~4.5 小时 / 次 最长可连续睡眠 5~6 小时	小于 20 分钟 / 次

　　家长可以参考以上表格，针对不同月龄的宝宝进行相应的睡眠时间安排，掌握宝宝睡眠和清醒规律让他入睡。但需要提醒家长注意的是，每个宝宝的睡眠情况都不一样，存在个体差异，不要强行按照以上时间，而且随着宝宝的逐渐长大，睡眠规律也会发生改变，作息时间更要调整，总之要结合宝宝的状态多观察，别总盯着清醒时间不放。

★ 为宝宝写睡眠日志

　　说起日志，大家第一反应就是用来记录自己的想法、感受或者某件事。其实宝宝每天的睡眠情况也可以通过记日志的方式记录下来，既能帮助家长发现宝宝的睡眠问题，也能对培养宝宝的睡眠习惯起到很大帮助。

　　关于宝宝睡眠日志的记录内容可以是多种多样的，例如宝宝的小睡情况、午睡情况、睡前准备等都可以记录下来。下面就以宝宝夜间睡眠情况记录表为例，作详细说明。

睡眠情况	第1天（示例）	第2天	第3天	第4天	第5天	……
睡前进食量	150毫升奶					
准备开始哄睡时间	19:30					
入睡方式及睡前互动	抚触半小时					
白天有无特殊情况/情绪状态	下楼被狗吓到了					
睡着时间	20:00					
醒来时间	20:45					
醒来状态（哼唧/大哭/清醒等）	大哭					
再次入睡方式（轻拍/抱哄/喂奶等）	抱哄					
再次入睡时间	21:00					
最长单次连续睡眠	4小时					
夜醒次数	3次					
整晚睡眠时间总长	11小时					
整晚睡眠净值（扣除长时间清醒时间）	10小时					

　　通常，宝宝睡眠日志包括睡眠环境、入睡时机、睡前互动、入睡方式、睡眠状态、睡眠时长等几方面，家长也可以把自己认为重要的情况记录下来，但也不必事无巨细。

重要的是，连续记录一段时间就可以清楚地发现宝宝的睡眠问题和突发状况，并对其进行分析，找到相应的解决办法，宝宝的睡眠习惯也会慢慢形成规律，睡眠质量得到有效改善。

★ 给宝宝制定睡前程序

固定的睡前程序会让宝宝养成持续且有规律的睡前习惯，宝宝知道接下来要做什么，他会更放松，而且处于轻松的状态就很容易快速入睡。因此，家长要尽可能地坚持睡前程序，从而帮助宝宝顺利进入梦乡。

让宝宝宣泄过剩精力。家长可以引导宝宝，在睡前将积蓄的能量释放出来，以免精力旺盛，难以入睡。

给宝宝洗个澡。宝宝洗澡的过程也是身体放松的过程，身体越放松，宝宝越容易入睡。

安排好睡前每件事。完成换衣服、换尿布等睡前准备工作，能有效减少宝宝夜醒的次数。

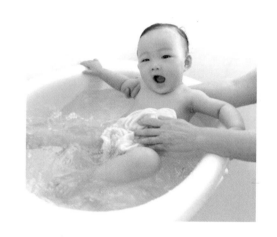

玩个游戏。家长可以在宝宝睡觉之前，和他玩一个安静的游戏，这也是家长和宝宝共度睡前亲子时光的好方式。

调暗房间里的灯光。将卧室房间的窗帘拉上，且调暗房间里的灯光，减少响声，将分散宝宝精力的东西尽量挪开。

聊天。临睡前是爸爸妈妈跟宝宝交谈的好机会，即使宝宝还不会说话，但家长简单地帮宝宝回顾一下他一天的生活，会让宝宝很快地放松下来，有助于入睡。

读睡前故事。每天为宝宝读睡前故事，既在无形之中促进了宝宝语言能力的发展，还有利于增进亲子关系。

给宝宝一个拥抱。将宝宝放上床之前，亲亲他、抱抱他，让宝宝感觉到家长的爱意。

唱首歌。家长还可以给宝宝唱首摇篮曲，轻柔、平静的旋律能让他产生倦意。

放音乐。古典乐、轻音乐和摇篮曲有异曲同工之妙，都是帮助宝宝进入睡眠状态的辅助工具。

跟宝宝说晚安。很多宝宝喜欢被抱着在房间里转转，跟他喜欢的玩具和家人道晚安，以此作为一天的结束语。

选择抚慰宝宝入睡的方法并坚持下去

通常情况下，家长会认为抚慰宝宝入睡的方式非此即彼，其实并非如此。入睡方式是一种行为与习惯的培养与形成。只要家长保持一致，任意一种入睡方法都会有效果，下面是两种常用的抚慰宝宝入睡的方法。

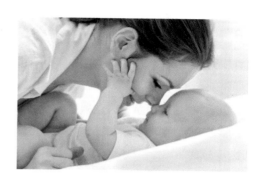

1 宝宝自我抚慰入睡

抚慰宝宝几分钟后，无论他是否熟睡都要把他放下，尝试引导宝宝自己入睡。抚慰的时间从长到短，让宝宝从动到静，从清醒到昏昏入睡。抚慰方法可以是哺乳或奶瓶喂食。如果妈妈把哺乳作为抚慰过程的一部分，甚至让宝宝含着乳头睡觉，这种做法是不可取的。此外，妈妈也没必要总在宝宝完全醒着的时候把他放下。

重点在于妈妈一致性地用相对短的时间抚慰宝宝让他小睡。当宝宝被放下时，他不一定总是睡熟，妈妈要引导宝宝学会在没有被抱着的情况下自己入睡。

2 总是帮助宝宝入睡

妈妈可以坐着或躺在宝宝旁边，陪他一起小睡，或者一直抱着并抚慰宝宝，直到他完全睡熟再放下。这种方法会让宝宝学会把入睡过程与家长的呼吸、心跳以及体味联系在一起。有些妈妈会认为，当宝宝感知到自己离开他时，宝宝会醒来，其实这种联系不一定会导致宝宝晚上夜醒。当妈妈盲目地把正常夜醒当作不正常夜醒，错误地频繁夜间喂奶，以及不经意打断宝宝的睡眠时，很可能会导致不正常夜醒的发生。此时，妈妈可以抚慰宝宝，帮助其重新入睡。

家长越早开始宝宝的小睡训练，对家庭来说训练过程就越轻松。如果条件允许，宝宝在大约6周大的时候保持一致性，这时宝宝有更多的交互性，并且每个人都能在晚上休息更多。

★ 给宝宝选择合适的睡前音乐

当宝宝还在妈妈肚子里的时候，睡觉时就会伴随着类似肠鸣音的声音，那么现在的他，可能也需要一些背景音乐才能睡着。而且有研究发现，音乐可以减少宝宝夜醒和啼哭的次数，尤其是对0～3个月宝宝的睡眠活动有积极影响。

有些声音不断重复，在大人看来可能没有意义，却可以使宝宝平静入睡。例如吹风机、洗衣机、吸尘器、海浪等声音。此种声音对3个月以内的宝宝入睡比较有效果，但家长也不要长时间让宝宝处于这样的环境，以免损伤宝宝的听力。

婉转悠扬的曲调，不仅可以帮助宝宝感受平静、放松心情，而且睡前为宝宝放催眠曲有助于宝宝产生困意、顺利入睡。如果可以，爸爸妈妈可以亲自为宝宝唱一首催眠曲，例如《小燕子》《宝贝》等，熟悉的人的温柔低语和独特嗓音对安抚宝宝有很好的效果。

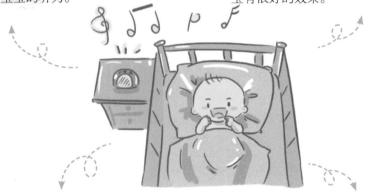

水龙头流出的水声、水的冒泡声、钟表的嘀嗒声等类似宝宝在子宫内听到的声音，可以让宝宝睡得更好。家长可以将这些声音提前录制进手机或者磁带，当宝宝产生睡意时，放给宝宝听。

在选择催眠音乐时，尽量选取比较平和、没有大起大落的古典乐或简单和谐的轻音乐，严禁给宝宝听节奏感强、音调过高的音乐，以免宝宝受到惊吓或者过于兴奋而难以入睡。

其实，除了为宝宝播放睡前音乐外，家长跟宝宝说话也是一种安抚方法。家长可以用轻松的语气告诉宝宝"宝宝累了""宝宝要睡觉了"等。虽然宝宝还不能流畅表达，但已经可以理解并感受大人的意思。或者选定一个安抚词，并坚持每次在宝宝快睡着的时候，对他说"放松"，让他把安抚词和睡眠联系在一起。当宝宝下次临睡前，处于紧张状态时，再听到"放松"，也许能帮助身体放松下来。

★ 温柔的抚触帮宝宝更好入眠

　　宝宝的睡眠问题让很多家长头痛不已，尤其是小月龄的宝宝。家长不妨帮宝宝进行睡前抚触按摩，不仅可以活动宝宝的身体，促进其生长发育，还能帮助宝宝解决因为胀气、腹部不适而导致的睡眠问题。

1 将宝宝平放在床上，妈妈将双手搓热后，掌心贴在宝宝的脸颊上，上下轻轻按摩3次。然后将拇指指腹置于宝宝前额，从前向后梳理至后脑的发际3次。

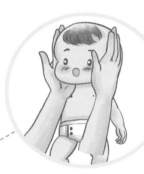

2 妈妈两手像给宝宝胸部画一个大大的交叉一样，先从宝宝胸部左下方推向右上方，再从右下方推向左上方。

3 妈妈双手拇指放在宝宝肚脐两侧，由中心向外平行分推开来，力道要慢、缓、柔，以缓解宝宝胀气和腹部不适。

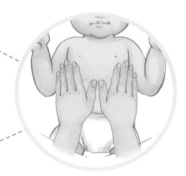

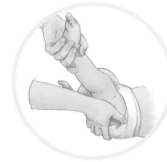

4 妈妈两手抓住宝宝的一只胳膊，交替从上臂至手腕轻轻挤捏，然后从上到下搓滚，两条小腿也是一样的做法。

睡前运动帮助宝宝改善睡眠

适当的睡前运动不仅能帮宝宝消耗掉多余的精力，还能帮助他安定情绪、改善睡眠。做操就是0~3个月宝宝不错的睡前运动选择，爸爸妈妈和宝宝一起动起来，也有利于增进亲子感情。

第一节：扩胸运动

宝宝仰卧位，妈妈双手握住宝宝的小手，拇指放在宝宝的手掌内，让宝宝握拳。稍稍用力张开宝宝的双臂，然后再动作轻柔地让宝宝的两臂在胸前交叉，进行两个8拍即可。

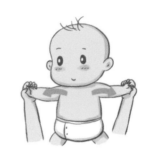

第二节：伸展运动

宝宝仰卧位，妈妈双手握住宝宝的小手，拇指放在宝宝的手掌内，让宝宝握拳。轻轻地将宝宝的双手举过头，掌心向上，然后再回归原位。

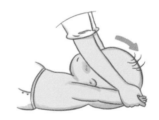

第三节：屈腿运动

宝宝仰卧位，两腿伸直，妈妈双手握住宝宝的小腿，帮助宝宝稍微用力，使其左腿屈缩到腹部，然后轻柔还原，再进行右腿屈缩，做踏车样动作。两腿交替进行两个8拍。

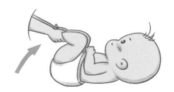

第四节：抬腿运动

宝宝仰卧位，两腿伸直放平，妈妈两手的掌心向下，握住宝宝的膝关节，将宝宝两腿伸直上举，但宝宝臀部不离开床或台面，然后慢慢还原，进行两个8拍。

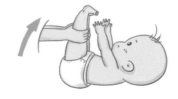

★ 嘘－拍法更适合这一阶段的宝宝

当宝宝开始闹或者家长试图把他放下时就开始哭，表明宝宝可能已经做好了睡觉的准备，但是需要家长帮他平静下来。这时很多家长会选择摇晃宝宝让宝宝平静，其实，嘘－拍法更适合0~3个月的宝宝。

嘘－拍法就是家长一边在宝宝耳边发出"嘘嘘"的声音，一边轻拍他的背部。这种方法对3个月以内的宝宝很有效果，因为在这个阶段，宝宝的大脑里不能同时有多种想法。他们在被轻拍和听到嘘声的同时，就无法再将注意力集中在哭上面，而最终停止哭闹。但家长必须遵照正确的方法，才能起到安抚宝宝的效果。

1　当宝宝躺在婴儿床里，采用嘘－拍法不能让他安静时，家长就要抱起宝宝，让宝宝的头靠在自己的肩膀上，用稳定、有节奏的动作拍他的后背中间。确保是背部中间，而不是其他别的地方。

2　伴随着拍背，家长还要将嘴移到宝宝的耳边，但不要直接对着宝宝的耳朵，发出缓慢、清晰的"嘘嘘"声。更确切地说，要确保嘘声从宝宝的耳旁拂过。尽量延长"嘘"的声音，让它听起来更像空气流动的声音或者水龙头开到最大时流水的声音。重要的是，拍的动作或"嘘"的声音不能犹豫，也不能太重，既不是在打他也不是在吼他，而只是在安抚宝宝。

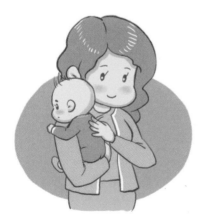

3　当宝宝的呼吸声更沉，并且身体开始放松时，就轻轻地把他放下，让他侧躺着，以便家长能够接触到宝宝的背部，或者家长的一只手放在宝宝胸部，另一只手轻拍其背部。然后弯腰，继续在宝宝耳边发出"嘘"的声音。当宝宝平静下来后，还要继续拍10分钟左右，直到宝宝把注意力完全集中在这上面，然后逐渐放慢轻拍的动作，停止嘘声。

★ 为宝宝营造舒适、安全的睡眠环境

要想宝宝拥有优质睡眠，家长不仅要掌握必要的哄睡技巧，为宝宝营造一个舒适又安全的睡眠环境也是很重要的。两手准备、双管齐下，才能让宝宝整晚安睡，从而保证宝宝的生长发育。

宝宝调节体温能力较弱，太冷或太热都会影响宝宝的睡眠，因此建议家长将宝宝的卧室温度控制在25℃左右比较好。不要让婴儿待在空调出风口或电扇直吹位置附近，当室温达到舒适程度，可以关闭空调或电扇。

过于干燥的环境会让宝宝呼吸道黏膜变干、抵抗力下降，甚至引发呼吸道感染，所以室内要有一定的湿度。宝宝居住环境，湿度宜在50%~60%。在室内放一盆水或者放一些干净的湿毛巾，以增加室内湿度，但不建议使用加湿器。

室内光线柔和，宝宝白天小睡时不必营造昏暗的环境，晚上睡觉时光线不能太亮，以免宝宝昼夜不分，容易睡颠倒。同时，保持卧室通风良好，让宝宝呼吸新鲜的空气。

宝宝在白天小睡时，可以有一定的环境音，但晚上睡觉时则要保持室内安静，避免噪声干扰。如果长期暴露在嘈杂的环境中，会让宝宝神经系统敏感和兴奋，而难以入睡。

为宝宝选择一张工艺与牢固兼备的婴儿床，婴儿床边缘不能粗糙，最好也不要有太多装饰物，以免钩住宝宝的衣服发生意外。床栏高度要超过宝宝的胸部且栏杆间隔小于6厘米，以免发生坠床或卡头，床垫大小要与床合适，避免产生缝隙。

为宝宝准备柔软且不易发生过敏的被褥，床单尽可能铺平，并将边角塞在床垫下，床周围不要摆放玩偶、塑料袋等容易引发意外的物品。婴儿床的摆放要远离窗户和桌椅，以免宝宝借力站起来，发生意外。

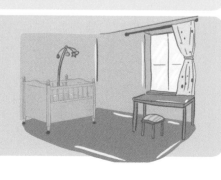

★ 解决宝宝"睡颠倒了"的小窍门

很多宝宝会出现昼夜不分、睡眠紊乱的情况，这就是宝宝没有养成良好睡眠习惯所导致的，最终宝宝休息不充分，从而影响身心健康。当宝宝出现"睡颠倒了"的情况时，家长不妨试试以下小窍门。

窍门一
白天玩够、睡好

在宝宝白天清醒的时候，家长多为他安排一些小游戏或在天气好的时候带宝宝外出散步。避免宝宝白天睡眠时间过长，但也不能过于疲劳。宝宝白天小睡时，室内的光线不要过于昏暗，也不要过于保持室内安静，让宝宝区分白天小睡和夜间睡眠的不同。如果宝宝睡的时间过长，家长可以通过换尿布、抱起说话等方法，将宝宝叫醒。

窍门二
培养睡前好习惯

家长逐渐培养宝宝在睡前建立一套固定的睡觉程序。给宝宝洗澡、做抚触、完成睡前准备工作等，喝完奶后不要立即让宝宝入睡，可以给宝宝念首儿歌或玩会儿玩具，然后播放一些轻柔舒缓的催眠曲，再关灯把宝宝放在床上，让宝宝自己进入梦乡。如果能坚持每天有规律地按时完成这些活动，就可以帮宝宝养成良好的睡眠习惯，同时父母和其他家人也会生活得更轻松。

窍门三
夜间安睡少打扰

当宝宝入睡后，室内要保持安静、昏暗的睡眠环境，除去喂奶外，家长要尽量少打扰。当宝宝醒了，家长也不要立刻抱起宝宝或者与之玩耍，这样会使宝宝形成夜间固定醒来的习惯，如果宝宝饿了、尿了，可打开小夜灯，解决问题，再轻拍宝宝入睡，无须跟宝宝说太多的话，以免宝宝难以再次入睡。

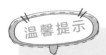

温馨提示

培养宝宝的睡眠习惯需要较长的时间，家长要有良好的心态。宝宝"睡颠倒了"通常会让家长无法正常休息，但千万不要因此焦虑甚至对宝宝发脾气，这样更不利于宝宝睡眠习惯的调整。

★ 如果宝宝不适，应及时帮助缓解

当家长用尽各种办法抚慰宝宝，仍然不见效果，往往会有挫败感，甚至有些家长会任由宝宝哭下去，认为他哭累了自然就会睡着。其实宝宝哭闹不止，也可能是身体不适在"作怪"，家长要及时帮助缓解。

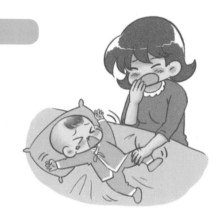

胀气

☆ 以宝宝的肚脐为中心，沿着肚脐周边用手掌按摩，有助于缓解宝宝腹部胀气。

☆ 家长竖着抱起宝宝，让他的头靠着大人的肩膀，轻拍背部，帮助宝宝打嗝。

☆ 帮助宝宝正确衔乳或者使用奶瓶，减少空气的吸入，从而减少胀气的发生。

鼻塞

☆ 将宝宝鼻腔内的分泌物用棉签清理出来，减缓鼻塞症状。

☆ 用热毛巾为宝宝捂鼻，利于鼻痂变软，保持鼻腔通畅。

☆ 变换宝宝体位，左侧鼻塞向右卧，右侧鼻塞向左卧，可使鼻塞症状减轻。

中耳炎

☆ 注意保持耳部卫生和干燥，防止泪水或者洗澡水等流进外耳道。

☆ 注意宝宝的日常行为，尽量不要让宝宝抓耳朵或者摇头，以免加重病情。

☆ 宝宝睡觉时可适当垫高他的头部，以减少耳道内充血导致的肿胀。

腹绞痛

☆ 将暖水袋靠近宝宝的肚子，以达到热敷的效果，并轻揉腹部。

☆ 轻轻摇晃宝宝或者轻拍宝宝背部，可以起到一定的安抚作用。

☆ 使用柔软的小毯子或者襁褓将宝宝包住，像在妈妈子宫里一样，使其有安全感。

★ 不要让宝宝长时间在摇晃中入眠

当宝宝哭闹，很多家长都会抱着宝宝摇一摇、晃一晃，直到宝宝睡着。如果摇晃幅度较小，且有一定的规律，能给宝宝舒服的感觉，并缩短宝宝入睡时间，但是，不能长时间地过度摇晃宝宝，否则会损害宝宝的健康。

过于强烈的振动或移动会使宝宝的大脑处于一种浅睡眠状态并削弱睡眠的恢复力，宝宝在这种摇晃中并不能睡踏实，会影响其睡眠质量。

由于宝宝头部较大，而且颈部柔软，若长时间或过度摇晃宝宝，宝宝柔软的脖子很难支撑头部，因为没有缓冲的作用，所以很容易受伤。

如果用摇篮或者婴儿车哄宝宝入睡，那么速度一定不能过快，动作要尽可能地放缓。因为速度过快产生的惯性同样会损伤宝宝的脑部，影响其智力发育。

宝宝的脑部发育尚未稳固，而过度摇晃宝宝的动作，会使其脑部组织在撞向头骨时，造成内伤，从而导致宝宝头痛、头晕甚至脑部出血。

当宝宝入睡后，家长不再摇摇篮或者不再推着婴儿车继续走，想要把宝宝放回婴儿床时，宝宝很容易醒过来，那就让宝宝在摇篮或者婴儿车里睡觉吧。这样做并不会伤害宝宝，而且舒服、稳定的环境，有利于延长睡眠时间，促进宝宝的身体发育。

温馨提示

当宝宝吃饱以后，家长不要立即摇晃宝宝入睡，否则，很容易发生呛奶现象。奶水进入宝宝的肺泡中，肺组织很快会出现炎症，从而造成吸入性肺炎，因此，家长一定要引起注意才行。

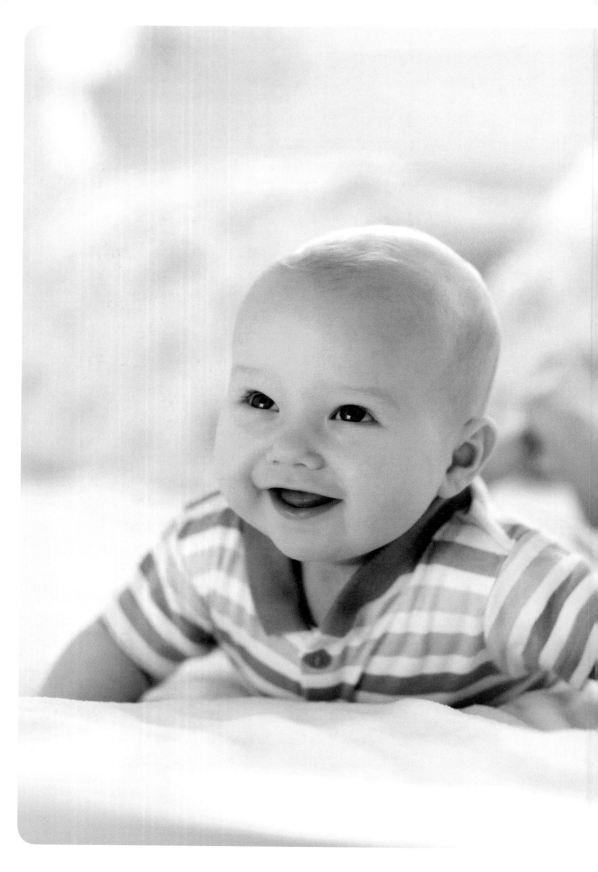

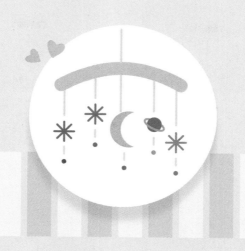

Part 3

4 ~ 12个月，
完成睡眠习惯的阶段

出生4~12个月的宝宝，随着年龄的增长，睡眠逐渐向成人模式发展，由刚出生时一整天无规律的小睡状态，逐渐变为"晚上主要睡觉，白天主要活动"的状态，而且晚上连续睡眠的能力也越来越强。作为家长，应根据宝宝睡眠规律的变化调整宝宝睡眠和活动的时间。如果宝宝出现易惊醒、入睡困难、夜醒次数多等睡眠问题，家长也不要紧张，采用合适的方式便能轻松解决宝宝睡眠问题。

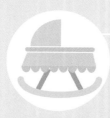

宝宝的生长发育情况

从出生百天的小宝宝到满周岁的"大孩子"，从翻坐攀爬到蹒跚学步、牙牙学语，宝宝在一天天长大，学会的本领也在一天天增多。为了让宝宝顺利成长，家长有必要对宝宝此阶段的生长发育有所了解。

★ 宝宝的发育特点

随着宝宝从婴儿期逐渐过渡到幼儿期，各项能力有了突飞猛进的发展，成功"解锁"的技能也日渐增多。

◐ 4 ~ 6 个月

那个需要妈妈总是抱在怀里的小人儿，已经开始练习翻身了。这是宝宝运动能力的增强，也是宝宝肌肉和骨骼发育的表现。但由于个人的差异，有些宝宝可能从4个月左右就开始学会翻身，有的则要等到7个月左右，家长不用过于担心。但需注意，只要宝宝学会翻身，从床上滚下来的危险也增大，必须在床周围加上栏杆，保证宝宝的安全。

◐ 7 ~ 9 个月

半岁后的宝宝开始面临更多的"挑战"，爬、坐、长牙、认生等一系列变化会逐渐出现在宝宝的日常生活中。学会爬，可以让宝宝探索更广阔的领域；能坐着，宝宝便不再安心于躺着；乳牙的萌出，会让有些宝宝经历出牙期的不适；变得认生，会让宝宝一刻都不想跟妈妈分开等，这些变化是对宝宝的考验，也是对家长的考验。

◐ 10 ~ 12 个月

马上就要周岁的宝宝，变得越来越活泼，对学习走路的兴趣越来越浓厚，甚至可以自己摇晃着走几步，同时自己的主观意愿越来越强烈，社交能力也在逐渐增强。总而言之，此时的宝宝越来越像大孩子，家长也要付出更多来帮助宝宝健康成长。

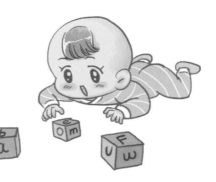

★ 宝宝的生长标准

虽说宝宝的生长发育受营养、遗传、环境等因素的影响，但也有数值参考。为了知晓宝宝的发育情况是否处于正常水平，家长可以参考以下数值。

发育指标		4 ~ 6个月	7 ~ 9个月	10 ~ 12个月
体重（千克）	男孩	7.4 ~ 8.4	8.7 ~ 9.3	9.5 ~ 10.0
	女孩	6.8 ~ 7.7	8.1 ~ 8.6	8.9 ~ 9.4
身高（厘米）	男孩	64.6 ~ 68.4	69.8 ~ 72.6	74.0 ~ 76.5
	女孩	63.1 ~ 66.8	68.2 ~ 71.0	72.4 ~ 75.0
头围（厘米）	男孩	41.7 ~ 43.6	44.2 ~ 45.3	45.7 ~ 46.4
	女孩	40.7 ~ 42.4	43.1 ~ 44.1	44.5 ~ 45.1
胸围（厘米）	男孩	38.3 ~ 48.1	40.7 ~ 49.6	42.0 ~ 50.5
	女孩	37.3 ~ 46.9	39.7 ~ 48.4	40.9 ~ 49.4
视觉发展		能看到位置较远的物体，眼睛对视焦距的调节能力和成人差不多，视觉反射也已经形成；宝宝可以明确区分红、绿、蓝3种颜色，也越来越喜欢复杂的图形。	宝宝学会了有选择地看他喜欢看的东西，尤其是会动的物体或运动着的物体；随着视觉的发展，宝宝还学会了记忆，并能充分反映出来。	视力大约有0.2，能够用眼睛去追踪、寻找、辨认物体，同时注意力也更集中，能够有意识地注意某件事物。这也是宝宝感知、记忆、思维等能力发展的重要前提条件。
听觉和语言发展		对各种新奇的声音都很好奇，会定位声源，从房间的另一边和他说话，他就会把头转向那一边；家长在宝宝面前呼唤他的名字，他会注视并发出微笑；会对着熟悉的人和玩具"说话"。	懂得区分音的高低，对音乐的规律也有了进一步的了解；能够理解更多的语言，并能连续模仿发声；听到熟悉的声音时，能跟着哼唱。	宝宝对说话的注意力日益增加；能够对简单的语言要求做出反应；能用单词表达自己的愿望和要求，并开始用语言与人交流；已能模仿和说出一些词语，所发出的一定的"音"开始有一定的具体意义。
运动能力		宝宝俯卧时，能用肘支撑着将胸部抬起，但腹部还是靠着床面；仰卧时喜欢把两腿伸直举起；宝宝的头也能稳稳地竖起来了，而且手部力气也足够撑起奶瓶的重量了。	能扶着周围的物体站立，且向前横跨；扶立时背、髋、腿能伸直，并能抓住栏杆从坐位站起；也能从坐位主动地躺下变为卧位，而不再被动地倒下。	能够独自站立，并且不用大人搀扶着也能走几步了，而且在走路时双臂能上下前后运动。此外，宝宝的小手也更灵活，可以做更多精细的手部活动。

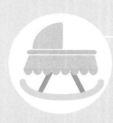

4～6个月宝宝睡眠须知

宝宝进入第4个月，皮肤变得白皙，眼里也更有神采了，而且对于外界环境表现出浓厚兴趣，睡眠情况相较于之前也有了新的变化。入睡比以前更难，有不少宝宝会出现小睡变短、夜醒增加等现象。

★ 宝宝的睡眠模式

有很多家长对于此阶段宝宝逐渐增多的睡眠问题感到不解，为什么之前宝宝睡得很好，现在变得频繁夜醒，就连白天的小睡都有些困难。其实，这些变化不是宝宝不乖了，而是睡眠模式发生了变化。

此阶段宝宝的睡眠时间较最初3个月有了变化，针对4～6个月宝宝的睡眠时间，下面列出一些更为详细的数值（数值为平均值），供家长参考。

白天小睡	小睡醒睡间隔	夜间睡眠	夜间连续睡眠长度	全天睡眠时长
3.5～5小时	1.5～2.5小时	10～12小时	5～8小时	13～15小时

4个月左右，宝宝的小睡从先进入浅睡眠转变为先进入深睡眠，也正是这个时候，很多宝宝从"持续抱着睡"向"睡着后能放床"转变，从一天4次觉向3次觉过渡。到了第5个月，宝宝的小睡会变得更加规律，晚上的夜醒也会逐渐定点、有规律。第6个月时，早中晚一天睡3次觉的模式，已经比较固定，早上和午睡的时间稍长一些，傍晚的小睡则是打个盹儿。

当然，每个宝宝都有自己的睡眠规律，白天、夜晚睡眠量的分布会有所不同，个体差异也是必然存在的。如果白天小睡时间短的宝宝，相应的夜间睡眠会更长；相反，如果是早醒的宝宝，白天小睡的时间就会增多。

很多细心的家长发现，和前3个月的宝宝相比，现在宝宝的作息时间没有之前那么混乱，但依旧会有一些持续的老问题，甚至有时候还不如之前睡得好。

一些新变化	持续老问题
☆ 一放就醒的宝宝可以被顺利放到床上继续睡。 ☆ 家长全程抱睡的现象在减少。 ☆ 宝宝的小睡时间逐渐稳定。 ☆ 夜奶间隔逐渐固定。 ☆ 宝宝的作息时间逐渐规律。	☆ 小睡时间仍然不长甚至缩短。 ☆ 比之前更依赖抱睡或者奶睡。 ☆ 夜间醒来次数增多。 ☆ 白天小睡或夜间睡眠时入睡困难。 ☆ 夜里会醒，起来玩1~2小时。

对于宝宝的这些老问题，很多家长疑惑不解，其实在专业领域，宝宝此阶段的问题被称为"4个月的睡眠倒退"，是指原来宝宝2个多月时，夜里只会醒1~2次，有较长连续睡眠的宝宝，在4个月左右时，不易安抚、对抱睡和奶睡的依赖增加、夜醒增多等。类似的睡眠倒退还可能发生在宝宝第8个月和第18个月的时候。这主要是由大脑发育、大运动发展等因素引起，且不同宝宝受影响的程度不同，也不是所有宝宝都会经历"倒退"。

通常，宝宝的这种睡眠倒退会持续2~3周，甚至6周。但需要提醒家长注意的是，一些情况中，阶段性的因素产生的睡眠倒退，待这种因素消失之后，如果家长没有及时注意到变化，就有可能演变成宝宝长期的行为习惯。所以，宝宝暂时性的睡眠倒退属正常现象，家长不要过于焦虑，同时，还要留心观察并及时纠正不良睡眠问题，以免形成习惯，影响宝宝的健康成长。

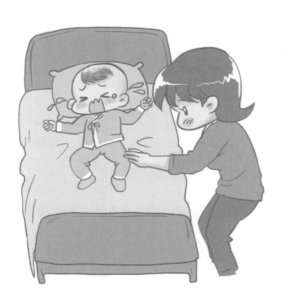

★ 宝宝常见的睡眠问题

家长们好不容易摸清了宝宝前3个月的睡眠问题，也总结了一些解决办法，想着宝宝能睡好觉自己也能休息休息，没想到又有很多新的睡眠问题"找上门"，例如吃手睡、半夜起来玩、小睡短等，给新手父母增添了许多麻烦。

◎ 小睡时间短且状态不好

表现为：宝宝白天小睡时间就半个小时，尝试接觉之后依旧只能睡半个小时左右，而且睡不踏实，稍微有点儿声响就很容易醒过来。

宝宝睡眠周期短、睡眠环境嘈杂、外界光线太强、饿了、尿了等因素，都有可能造成宝宝小睡时间短或者睡不踏实等睡眠问题。宝宝醒来后，家长不要引逗，要尝试着为宝宝接觉，遇上宝宝饿醒，还可以在宝宝迷糊的时候喂一次奶。接觉类似于重新哄睡，宝宝需要的安抚可能比之前多，家长要多些耐心。

◎ 入睡难、睡前哭、睡醒哭

表现为：宝宝白天小睡或者夜间睡眠时总是很难入睡，睡前要安抚很久，而且以前宝宝睡醒了就哼唧找吃的，现在却变成了号哭。

宝宝的哭有很多种，睡前哭可能是宝宝表达自己困了或者在释放多余的能量，也有可能是不想与家长分开。睡醒之后啼哭，或许是因为刚刚做噩梦了，也可能是发现妈妈不在旁边等，家长学会读懂宝宝的哭声，用正确的方式安抚宝宝。

◎ 依赖奶睡

表现为：对奶睡的依赖程度增加，只要妈妈一抱就要找奶，无论上一次进食间隔多久，不给就哭闹；喜欢含着奶头睡，妈妈稍微一动就醒，夜里醒来除了喂奶外很难安抚。

宝宝在晚间入睡前后，可能会不止一次地要吃奶，这个阶段如果宝宝高频率奶睡，可能会引起依赖奶睡的睡眠联想，久而久之，也会因此形成宝宝必须吃奶或者含着奶头才能入睡的习惯。建议妈妈晚间入睡尽量喂完奶后将奶头拔出，然后给宝宝进行身体按摩，减少宝宝对于奶头的需要，帮助他入睡。

喜欢吃手睡

表现为：宝宝总是喜欢在睡前吃手，有时睡着后也把手放在嘴里，家长帮他拿出来，一会儿又自己放进去了，有时候还会因此大哭不止。

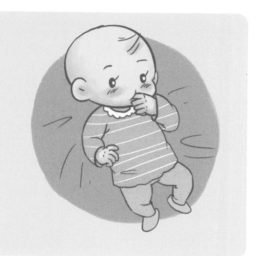

　　宝宝吃手是自我安慰的一种方式，尤其是宝宝处于口唇快感期的时候，如果家长强行将宝宝的手拿开，宝宝会因为得不到满足而哭闹、烦躁。有的宝宝在浅睡状态时，会用吮吸手指来寻求自我安慰而重新入睡，无须过度干涉。但如果宝宝吃手过于频繁，可以给宝宝准备安抚巾、安抚奶嘴等，分散宝宝注意力以及增加安抚。

半夜起来玩

表现为：宝宝半夜起来吃奶后不肯睡，比如凌晨2点醒来冲你笑，好像突然来劲儿了一样开始玩，至少要玩1个多小时，不管喂奶还是抱哄都不能让宝宝再次入睡。

　　当宝宝学习翻身或者靠坐等新技能时，没有得到充足的练习时间，导致体内精力没有被消耗掉或者白天睡太多，这些都有可能导致宝宝夜间醒来不睡，所以家长可以多给宝宝一些自由活动的时间，既消耗多余精力也不会让小睡时间过长。

天没亮就醒

表现为：清晨5点左右天还没亮宝宝就醒了，简直就是"醒得比鸡早"，想要宝宝睡到8点是不可能的事儿，因为他醒了，所以大人也不得不起床照料。

　　卧室光线太亮、环境嘈杂、早晨排泄后体感不适等，都会让宝宝早醒。家长可以先将这些干扰因素排除，如果宝宝睡醒后自己咿咿呀呀地自言自语，家长可以暂时不理会，让宝宝尝试重新睡去，或者抱起、喂晨奶等，安抚宝宝继续入睡。如果都不见效，那就让宝宝在房间内玩耍一会儿，再睡回笼觉也可以。

父母对宝宝睡眠问题的疑惑

　　每个宝宝都是在父母无限关注下成长的，而父母对于宝宝的习惯、性格也可以说是了如指掌。但说到宝宝的睡眠问题，恐怕是父母疑惑较多的方面，例如宝宝睡前吃手、睡觉出汗等到底是什么原因？又该怎样做呢？

宝宝睡前吃手、摇头需要干预吗？

　　宝宝总是在睡前把自己的手放到嘴里吮吸，或者在睡前和快要睡醒的时候高频率摇头，似乎要把自己摇睡着。看到宝宝的这两种表现，很多家长不知道其中的缘由，也纠结要不要干预。

　　宝宝吃手是自我安慰的一种形式，并不是他饿了需要喂奶。这种行为不仅有辅助睡眠的作用，还能在某些时候缓解自身的紧张和焦虑。一般不要干预，但如果在睡前吃手时间超过半小时，家长就应考虑宝宝是否疲劳过度或者自我安抚能力不足，可以多给宝宝一些安抚，而不要无视他。

　　摇头则可能是因为宝宝神经发育不完全导致的，一般会随着成长逐渐消失，家长不用过度关注，如果严重影响日间活动，则要及时就医。

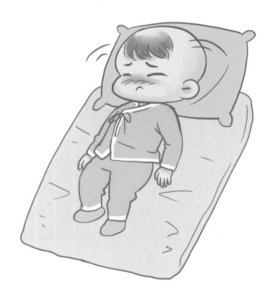

睡眠问题反复，是不是睡眠障碍？

　　很多家长都会遇到宝宝反复出现睡眠问题的情况，好不容易解决了宝宝的某个睡眠问题，可是没过多久就又出现了，好像"恶性循环"一样，总是不能从这个"怪圈"中摆脱出来，家长不禁怀疑宝宝是不是有睡眠障碍。

宝宝睡眠问题反复出现，并不是之前的解决办法不管用，也不是家长所担心的睡眠障碍，其实这是宝宝睡眠模式的正常现象。因为不同月龄、不同生长发育情况，都会或多或少影响宝宝的睡眠，因此宝宝3个月时出现的睡眠问题，到了5个月的时候也有可能再次出现。家长要调整心态，尽量减少宝宝睡眠问题的反复出现。

宝宝睡觉出汗多怎么办？

细心的家长也许会发现，即便宝宝穿着和白天同样的衣物，白天不出汗，但是入睡后却可以摸到汗，尤其是宝宝的头部、颈部。有的妈妈认为宝宝睡觉出汗多是生病的征兆从而整日担心，其实，宝宝睡觉出汗是有很多原因的。

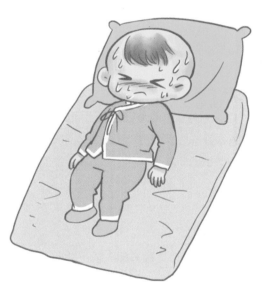

汗腺由神经系统调节，婴幼儿的神经系统发育不完善，入睡之后新陈代谢水平还不能及时下降，所以体内热量就以出汗的方式在短时间里释放，通常在宝宝入睡后的1～2小时内出汗较多，随着交感神经的兴奋性受到抑制，宝宝的出汗现象就会逐渐消失。建议妈妈给宝宝脖子垫上小纱巾，防止弄湿领口，也可以先不给宝宝盖被子，等睡着汗退之后再盖，但要注意后半夜保暖，以免宝宝着凉感冒。此外，某些疾病也可能导致宝宝睡觉出汗或手脚出冷汗，例如心脏病、低血糖、结核病等，必要的时候可以带宝宝就医，排除心中疑虑。

为什么睡眠还不如之前？

有什么比"宝宝睡眠不好"更让家长沮丧的吗？那应该是"宝宝一直睡得挺好，突然就不好了"。这说的大多是4～6个月的宝宝，如夜醒频繁、难以入睡，就连白天的小睡时间都缩短了等问题，让很多家长摸不着头脑。

其实，这表明宝宝处于睡眠倒退期，主要是由于大运动发展所致，不过，宝宝在学习翻身、爬行的过程中，身体的控制能力也会有所增强，身体控制能力越好，宝宝的睡眠能力发展也会越好，因此，家长不必过于焦虑，而应多做一些让宝宝感觉舒服的事情，帮他平稳地度过这一时期。

7～9个月宝宝睡眠须知

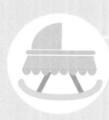

7～9个月的宝宝已经开始学会自己探索身边的世界，总是睁着好奇的眼睛注视着周围的一切。在大运动方面，很多宝宝开始爬、坐，一系列的成长发育，除了让家长倍感骄傲外，也在无形中影响着宝宝的睡眠。

★ 宝宝的睡眠模式

智能和体能的提升，给宝宝带来全新的感受和改变。宝宝能逐渐明白大人的意思，还开始区别对待陌生人和家人，尤其表现出对妈妈的依恋。与此同时，宝宝的睡眠模式也在发生新的变化。

4～6个月宝宝的睡眠倒退已经让很多家长感觉有点儿吃不消，本想着宝宝7个月以后可以睡得好一些，但由于宝宝身体和心理的进一步发育，所带来的睡眠问题依旧会有一种宝宝睡眠倒退的感觉。

新的睡眠问题产生	老的睡眠问题依旧存在
☆ 夜里睡觉总是翻来翻去睡不踏实，有时还会突然坐起来。 ☆ 夜醒之后哭闹不止还很难哄。 ☆ 只有妈妈哄，宝宝才能入睡。 ☆ 傍晚的小睡越来越难进行。	☆ 并没有因为连续睡眠时间的延长而减少夜醒次数。 ☆ 奶睡、抱睡依旧是大问题。 ☆ 难以顺利入睡的情况依然存在。 ☆ 宝宝的入睡信号越来越不明显。

除了以上睡眠问题之外，7～9个月宝宝的白天小睡、夜间睡眠以及连续睡眠长度和全天睡眠量也和以往不同，更为细致的数值（数值为平均值，单位为小时）如下，供家长参考。

白天小睡	小睡醒睡间隔	夜间睡眠	夜间连续睡眠长度	全天睡眠时长
2.5~4 小时	2~3.5 小时	10~12 小时	7~12 小时	12.5~14 小时

　　宝宝到了第7个月以后，之前揉眼、打哈欠等犯困信号会变得越来越不明显，家长可以根据此阶段宝宝的醒睡间隔（2~3小时）来预判宝宝想要睡觉的时间段，不要被表面的"有精神"所迷惑，没准把宝宝一放到床上就能马上睡着。但此时宝宝的醒睡间隔也是会有波动的，可能早上醒来1.5小时就会睡第一觉，上午觉和午觉之间的醒睡间隔增加到2.5小时，晚觉之前就有可能达到3.5小时，因此要具体情况具体分析。

　　有部分宝宝在7个月左右的时候，可以连续睡10小时左右，不再需要夜奶，小睡数量逐渐由每天睡3觉向睡2觉过渡，出现并觉的需求。傍晚小睡会逐渐消失，这也意味着宝宝下午醒来到晚上入睡的醒睡间隔变长，在这个特殊时期，为了避免宝宝过度疲劳，可提早入睡，甚至五六点钟就开始睡晚觉。

　　等到了第9个月末的时候，傍晚觉就会完全消失，大部分宝宝只睡2觉，如果此时家长不清楚宝宝睡眠模式的变化而强制宝宝继续傍晚小睡，最后的结果只会让宝宝睡得过多，而在夜晚睡觉时难以入睡。

　　除此之外，有不少不爱睡觉的宝宝刷新了之前白天小睡的时长，超过30~45分钟，达到1~1.5小时，即便还没有学会自主入睡，一旦睡着也能睡长觉，这对于家长来说已经是一段非常珍贵的时间了。也有部分宝宝仍然存在依赖奶睡、抱睡或者小睡短、起夜多等问题。

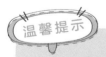

温馨提示

　　如果宝宝之前的睡眠状况不太好，那家长就要抓住这段时间进行有效干预。因为此时宝宝的自主入睡能力逐渐成熟，内外界的干扰因素也少了很多。

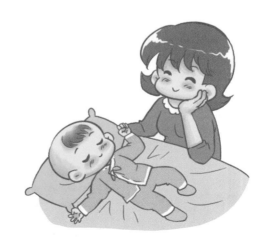

★ 宝宝常见的睡眠问题

随着宝宝逐渐长大，会出现身体和心理上的一些变化，这些变化也在无形之中影响宝宝的睡眠。例如爬、坐、分离焦虑以及出牙期等，就会让宝宝的睡眠出现睡不踏实、夜醒次数增多、看不见妈妈就焦躁、难以入睡等问题。

◯ 爬和坐影响睡眠

表现为： 宝宝晚上睡觉的时候总是动来动去，有时候因为姿势不舒服而醒来，或者睡得好好的，突然坐起来。

> 翻、爬、坐、站、走等大运动对于睡眠的影响是不可小觑的，这一阶段正是大多数宝宝学习爬和坐的时候，睡眠自然会受影响。当身体适应变化后，睡眠也会逐渐恢复。

◯ 长牙期睡眠变差

表现为： 宝宝晚上睡觉总是闭着眼睛哭闹，怎么哄都不睡，得抱起来走才能停歇，一晚上这样反复3次左右。

> 宝宝出牙期不适，一般先是出现莫名其妙的睡眠状况恶化，等到乳牙萌出之后，家长才恍然大悟。因为宝宝在出牙期会出现啃咬增加、口水增多、牙龈红肿等现象，宝宝也会格外不舒服，变得焦躁，所以家长要多体谅和照顾，可以给宝宝使用牙胶、磨牙棒等缓解不适，如果要依靠喂奶来安抚宝宝，出牙期结束后要及时调整。

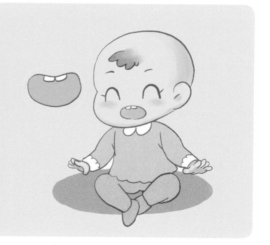

◯ 黄昏觉入睡困难

表现为： 宝宝傍晚时的小睡越来越难以入睡，怎么哄都不行，有时甚至干脆不睡。

　　7～9个月时，大部分宝宝傍晚小睡消失，在逐渐消失的过程中，会出现入睡困难的现象。如果取消该小睡，就需要提前晚间入睡的时间，以免宝宝过度疲劳，增加晚觉入睡难度。

必须有妈妈在身边才能入睡

　　表现为：之前宝宝可以在睡前自己玩耍一会儿，现在必须要妈妈陪着一起玩，而且等他睡着后离开，10分钟之内必醒，没看见妈妈就哭。

　　该阶段的宝宝可能会出现分离焦虑，妈妈可以用温柔又细心的语调向宝宝保证"没事的，妈妈没走远"，而不是偷偷溜走，以免增加他的焦虑；或者用"躲猫猫"的游戏，帮宝宝建立起"妈妈只是暂时不见，很快就会回来"的印象；如果是职场妈妈，睡前更要给予宝宝高质量的陪伴，帮他平稳度过这个特殊时期。

奶睡、抱睡仍是大问题

　　表现为：宝宝8个多月了，到了晚上醒得比较多，如果不借助奶睡就要哄好久；有的宝宝一定要妈妈抱着睡才能睡着。

　　这一阶段很多宝宝依旧存在小睡短、夜醒频繁等老难题，其主要原因多与奶睡、抱睡有关。有些妈妈害怕宝宝长时间夜醒，影响睡眠质量；也有的是因为宝宝很难哄，奶睡或者抱睡会缩短哄睡时间；还有的是担心宝宝哭闹影响家人休息，所以选择自己默默喂奶。无论是什么原因，当严重影响宝宝入睡时，妈妈一定要及时帮他改变入睡方式。

夜醒次数多

　　表现为：宝宝夜间醒来的次数有所增加，还会哭闹，而且醒来之后会非常清醒，一定要玩一会儿才睡觉。

　　7个月以后，绝大部分妈妈已经返回工作岗位，但这时也是宝宝认生和分离焦虑逐渐显著的时期，宝宝会因为换了白天照料的人而感到不适，从而影响白天的小睡。白天休息不够，清醒时间在无形之中增加，再加之傍晚小睡时间的缩短或消失，宝宝夜醒的概率也增加了。

★ 父母对宝宝睡眠问题的疑惑

宝宝开始逐渐添加辅食，睡眠问题也出现了，很多家长会疑惑，难道是因为添加了辅食所以宝宝睡不好吗？还有的家长担心宝宝白天小睡时间短而睡眠不足，接下来，我们就一一解答这些疑惑。

白天小睡时间短，宝宝会不会睡眠不足？

宝宝白天小睡的时间跟很多因素有关，比如睡眠周期、周围环境等，白天的小睡对宝宝的生长发育至关重要，尤其是该年龄段的宝宝，正处于生长发育的迅猛阶段。因此，家长一定要保证宝宝白天至少有2次小睡，且每次睡眠时长为2.5~4小时。

如果宝宝白天小睡时间短，但睡的次数不少，并不会使宝宝出现睡眠不足的情况，家长不用过于担心；如果小睡时间短，次数又少，就很可能造成睡眠不足。如果宝宝白天小睡的次数很少，那么，当宝宝醒来后，家长要尝试让宝宝接觉，不要让他起床，以延长宝宝的睡眠时间。否则，白天小睡时没有得到充分的休息，往往会让宝宝过于疲劳，也会增加夜晚入睡的难度。

宝宝是因为添加辅食所以才睡不好吗？

有很多家长发现，宝宝原本夜间睡眠挺好的，可最近一段时间晚上总是睡不好，是不是因为添加了辅食所以才睡不好呢？

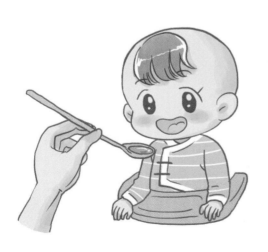

古语有云，"胃不和则寝不安"，可见吃和睡眠有一定联系。尤其是对于刚添加辅食的宝宝来说，肠胃系统还没完全成熟，吃得过多或者进食不易消化的食物，都有可能导致宝宝胃肠不适，从而引起宝宝的睡眠问题。例如，晚间进食过多或者临睡前吃零食，让宝宝的肠胃一直处于工作状态，就很容易让宝宝入睡困难；吃的食物不消化，宝宝腹胀、腹痛，也会增加宝宝夜醒的概率。因此，家长要善于调节宝宝的饮食，拒绝暴饮暴食，不要让宝宝进食之后立刻入睡，可以为宝宝进行腹部按摩，既能避免出现腹部不适，也能让宝宝的身体得到放松，一举两得，从而保证宝宝的睡眠质量。

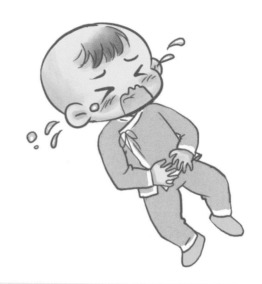

🌀 宝宝睡不好、枕秃，是缺钙吗？

枕秃是这个年龄段很多宝宝都会出现的情况，指的是宝宝头部出现一圈头发生长不正常的现象，比如头发稀少或者没有头发等。虽然缺钙容易造成枕秃，但是并不是所有的枕秃都是缺钙引起的。如果宝宝在枕秃的同时，伴有出虚汗、骨骼疼痛、睡眠质量差等症状，那么家长就需要考虑宝宝是否缺钙了。一般来说，宝宝缺钙会有以下症状：

- ○ 常见的表现就是多汗，从而造成枕秃。
- ○ 肋缘外翻，常有串珠肋，肋软骨增生，压迫肺脏，使小儿通气不畅。
- ○ 缺钙严重的话，可能出现"O"形腿、"X"形腿。

判断宝宝是否缺钙，家长还需要带他去医院进一步检查。如果宝宝确实缺钙，可以在医生的指导下选择安全无副作用、含量高、吸收率高的乳钙为宝宝补充，同时要想办法提高宝宝的钙吸收能力，比如多晒太阳、补充维生素D等。

🌀 如何安抚要妈妈陪睡的宝宝？

当宝宝长到七八个月大的时候，妈妈会发现，当你一离开他的房间，他就会感到特别难过或沮丧，要求妈妈陪睡，而且此时的宝宝也开始变得认生，当别人抱他的时候，他就会大哭，这就是人们常说的分离焦虑，是宝宝正常生长发育的一个阶段。

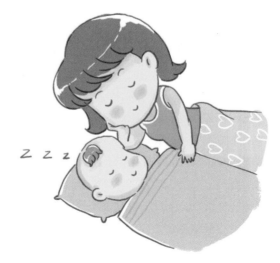

当宝宝出现分离焦虑时，就可能在夜间要求妈妈陪自己睡觉，此时，妈妈可以从睡前准备入手，给宝宝更多陪伴和照顾，增加他的安全感。

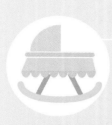

10 ~ 12个月宝宝睡眠须知

10 ~ 12个月的宝宝可能仍然会存在之前的一些睡眠问题，也可能已经形成了自己良好的睡眠习惯。无论怎样，爸爸妈妈还是要做好宝宝睡眠的监督与管理工作，让他拥有高质量的睡眠，这样才能为成长添加源源不断的动力。

★ 宝宝的睡眠模式

宝宝长到10个月以后，有些开始有意识地叫"爸爸""妈妈"，能扶着小床的栏杆站起来，这些都会给他的睡眠带来新的变化，比如早醒、夜醒频繁、不愿意睡小床等，甚至引起睡眠倒退。

针对10 ~ 12个月宝宝的睡眠情况，我们列出了一些更为详细的数值（数值为平均值，单位为小时），以供家长参考。

白天小睡	小睡醒睡间隔	夜间睡眠	夜间连续睡眠长度	全天睡眠时长
2~4 小时	3~4.5 小时	10~12 小时	9~12 小时	11.5~13.5 小时

和前一阶段的睡眠情况相比，这一阶段，大部分宝宝的睡眠比以前好一些，仍然是每天2次小睡，即上、下午各睡1次觉，有一部分（大约17%）开始只在下午睡1次觉了，玩耍的时间更长、更连续，但夜晚入睡的时间通常会提前20 ~ 30分钟，因为他们一天下来会感到疲劳。对于白天睡两觉的宝宝来说，有时候早上小睡的时间过长，也可能会导致下午的小睡消失。这种情况下，爸爸妈妈应将宝宝夜晚入睡的时间再提前一些，或者在宝宝清晨小睡1 ~ 1.5小时后及时将他叫醒。

此外，很多父母在此时会尝试给宝宝戒断奶睡，由于宝宝在此时的自我意识更强，身体也更活跃，因此，对宝宝所做的任何改变最好从他的意愿入手，毕竟，从改变难度上来说，夜间依赖奶睡比白天依赖要难改。

★ 宝宝常见的睡眠问题

这一阶段宝宝的睡眠问题不再多种多样，而是集中在早醒、夜醒频繁、需要哄抱等方面，这些问题有新的，也有延续之前的，需要爸爸妈妈有所了解。

◗ 早醒

表现为：和大人一样，有的宝宝天生习惯"早起"，这一年龄段的宝宝尤为明显，如早上四五点钟就醒来，在床上扭来扭去、烦躁不安，甚至哭闹不止。

如果宝宝过早醒来，并且表现出烦躁、哭闹等情况，多数是睡眠不足的表现，此时家长应从宝宝的睡眠环境和睡眠习惯两个方面找原因，如房间的光线打扰、夜间上床睡觉的时间过早以及被家人吵醒等。但如果宝宝醒来后精神状态很好，不哭不闹，则表明他已经睡够了，家长不必过于勉强宝宝继续入睡。

◗ 夜醒频繁

表现为：宝宝在夜间睡眠时频繁醒来，要求吃奶、玩耍，或者哭闹不止，影响自身的睡眠和家人的正常休息。

一般可将宝宝的夜醒分为生理性夜醒和病理性夜醒两种，此阶段大部分宝宝的夜醒都属于生理性夜醒，可能是由于之前养成的不良睡眠习惯或家长护理不当造成的。比如，宝宝养成了夜间喝奶的习惯，到了时间就会定时醒来要求喝奶；或者宝宝正在调整自己的睡眠模式，出现短暂的翻身或哼哼，家长对其应答或将其叫醒。不过，如果宝宝是因为生病而频繁夜醒，家长还需区别对待。

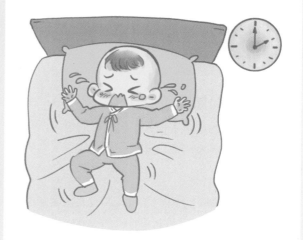

🌀 仍然依赖奶睡

表现为： 宝宝入睡前要吃奶，直到睡着才能取出，甚至睡眠中始终需要含着乳头或奶瓶，没有奶就睡不着，甚至哭闹。

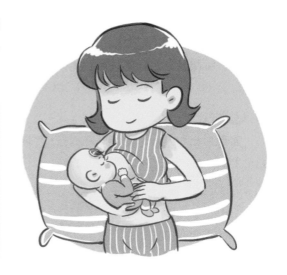

这一阶段的宝宝还没有完全断奶，即使已经添加辅食了，也需要从奶中摄取充足的营养物质，但是喝奶要讲究方法。如果妈妈喂养方式不正确，很可能让宝宝延续之前依赖奶睡的不良习惯，这势必会影响宝宝的睡眠质量。

🌀 需要哄抱入睡

表现为： 宝宝缺乏安全感的时候，常常需要妈妈哄着、抱着才能进入梦乡，否则就会哭闹不安，无法安然入睡。

宝宝 10 个月之后，就开始认生了。这时候他会特别依赖妈妈，即使晚上睡觉，也想要妈妈陪着，此时妈妈要学会正确地陪伴和安抚宝宝，给他足够的安全感，但还是要让宝宝养成独立入睡的习惯。

🌀 小睡时间较短

表现为： 宝宝白天小睡的时间很短，总是不到半小时就会自动醒来，再次入睡也需要耗费一定的时间。

小睡对宝宝的正常生长发育至关重要，如果宝宝白天小睡的时间总是很短，睡眠质量不高，势必会影响整个睡眠状况，而且不利于生长发育。此时妈妈要想办法帮助宝宝提高白天小睡的睡眠质量，短暂醒来之后，尝试让他再次入睡。

不愿意睡小床

表现为： 这一阶段的宝宝可能会突然排斥睡小床，但是在爸爸妈妈的大床上则可以很好地入睡。

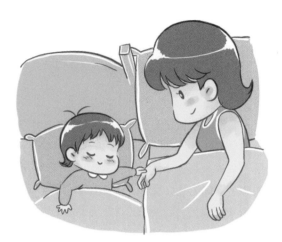

> 宝宝突然不愿意睡小床了，多半是由于这一阶段产生的分离焦虑引起的，此时爸爸妈妈要多花时间陪伴宝宝。

易惊醒

表现为： 宝宝在睡眠过程中总是不踏实、容易惊醒，并哭闹，需要妈妈耐心哄抱和安抚才能再次入睡。

> 导致宝宝睡眠过程中惊醒的原因多种多样，一般包括睡眠环境的干扰、做噩梦、生病等。惊醒会打断宝宝的睡眠节奏，当宝宝惊醒后，妈妈要注意观察宝宝的状态，必要时给予安抚和陪伴。

睡眠倒退

表现为： 宝宝该阶段的睡眠状况大不如从前，产生的睡眠问题增多，而且不容易安抚等，让妈妈很是苦恼。

> 睡眠倒退可能发生在宝宝成长过程中的 4 个不同的阶段，主要是由于宝宝的大脑发育、大运动发展等因素引起的，不同的宝宝受影响的程度有所不同，一般会持续两三个星期，这属于正常的现象。

★ 父母对宝宝睡眠问题的疑惑

由于这一阶段的宝宝很容易出现睡眠倒退的问题，家长也会比较疑惑，到底该怎么做，才能让宝宝养成良好的睡眠习惯呢？不妨看看下面的内容。

宝宝为什么更黏人、恋奶？

有很多家长反映自己的宝宝从10个月开始出现了黏人、恋奶等现象，其实，这主要是由于宝宝处在分离焦虑期引起的。

总的来说，本阶段婴儿活动主要的驱动力来源于3个方面，分别是与主要照顾人（妈妈等）之间的社会交往；满足探索世界、未知事物的好奇心；以及掌握并体会新运动技能所带来的快乐。这3种驱动力是平衡的，但是如果有一种兴趣特别突出，就可能会抑制其他两种的发展。而黏人、恋奶主要是第一种驱动力所导致的。

当宝宝长到10个月大时，身体发展动作与能力在不断提高，活动范围也逐渐扩大，甚至会四处探索，一下子由独自站立、学走路接触到更广阔的世界，而心智发展尚不成熟。宝宝的内心既新奇又害怕，妈妈就像是个安全的港湾，给宝宝内心的安全和满足。随着依附关系的建立，他就会很黏主要照顾人（妈妈等）。从睡眠的角度来说，长期单一依赖奶睡的宝宝，更容易发生这种现象。这和宝宝睡眠过于依赖外界帮助，造成生活规律混乱、信心缺失有关系。宝宝恋奶则是因为，这个时期喝奶对于它来说不仅仅是粮食，精神上的意义更大一些，他们主要是想依恋妈妈，和妈妈待在一起，寻求安全感。

专家指出，分离焦虑是宝宝成长阶段中会出现的正常情况之一，从另一个角度来说，这是宝宝过于信赖大人的表现，表示亲子互信与依附关系建立得很好，两人之间密不可分。这只是成长的过渡阶段，妈妈不必过于担忧。相信随着宝宝的慢慢长大，这种情况也会有所改善。

要不要给宝宝戒安抚奶嘴？

对于很多宝宝而言，安抚奶嘴是一个非常不错的安慰物，但宝宝长到10个月以后，还是尽量戒掉为好，因为这一年龄段的宝宝正处于语言发育的高峰，过度使用安抚奶嘴会妨碍宝宝语言能力的发展，还可能让宝宝夜间哭闹更厉害，以后也难以改掉这个不良习惯。

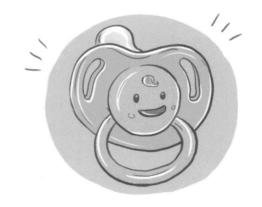

趴着睡好还是躺着睡好？

趴着睡即俯卧，躺着睡即仰睡。采用趴着睡的睡姿时，人的身体和下肢只能固定在伸直的部位，不能达到全身休息的目的；在腹腔内压力增高时，仰卧容易使人产生胸闷、憋得慌的感觉。对于宝宝来说，仰卧还会让他不自觉地把手放在胸前，使心肺受压，容易做噩梦。

可见，趴着睡和躺着睡都不太适合宝宝，其实，正确的睡法应该是让宝宝向右侧卧，不会挤压心脏。

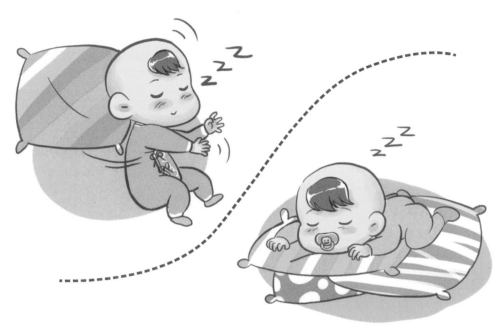

该不该打断宝宝的睡眠？

科学研究表明，人的睡眠处于深浅睡眠交替的状态，对于宝宝来说，生长激素在熟睡时分泌最多，因此，一般不建议家长因为喂奶等小事打断宝宝的睡眠，以免影响激素的分泌和孩子正常的生长发育。但是，如果宝宝做噩梦，或者受到惊吓，发生梦魇、尿床等特殊情况，就要适时地打断并安抚他了。

宝宝频繁醒来要立即安抚吗？

宝宝夜间醒来可能发生在由一个睡眠阶段转换到另一个睡眠阶段的时候。此时，妈妈一般不需要立即安抚他，而应观察宝宝的状态，如果他能自己调整，回到原来的睡眠循环中，就不用过于干预；如果发现宝宝再次入睡困难，则可以采取合适的安抚方法。

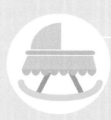

4～12个月宝宝的睡眠训练

从4个月到宝宝满周岁，这段时间对于宝宝睡眠不规律的家庭来说并不算短，因为宝宝每天的睡眠问题都可以算作一种"折磨"，宝宝睡不好，家长更是苦不堪言。想要改善宝宝睡眠，可以有针对性地对宝宝进行睡眠训练。

★ 4～6个月，处理睡眠问题

宝宝长到4～6个月时，随着自身活动能力的增强，在快速生长发育的同时，睡眠也或多或少会受到影响。例如，当宝宝想要改变自己不舒服的睡姿而无果时，他就很有可能哭醒；如果宝宝小睡醒来之后发脾气，多半是没有休息好。此时，家长要采取办法来延长他的小睡。

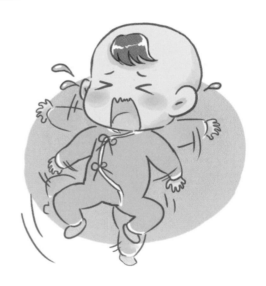

有家长会发现，此阶段很多宝宝的睡眠问题都是0～3个月时见过但还没有得到解决的问题。例如，宝宝自己的动作惊醒了自己，但他还没掌握再次入睡的技巧，因而反复出现夜醒、入睡困难等问题；父母为宝宝提前添加辅食，导致宝宝消化不良，产生腹部不适等，所以宝宝睡不好；陌生人的打扰、无形之中增加的活动量、没有发觉宝宝想要入睡的信号等，所以宝宝出现小睡时间短、小睡入睡困难等问题。

这时，家长要找到产生这些睡眠问题的原因，并采取相应的解决办法，将宝宝的睡眠问题逐个解决掉。

★ 7～9个月，身体发育带来新的睡眠问题

现阶段的宝宝在身体发育方面已经有了很大进步，可以独自坐着或能够坐直了，而这正是影响宝宝夜间睡眠的原因。当宝宝在夜间醒来，并没有马上睡着的时候，他会坐起来大叫甚至哭闹，以引起家长的注意。

8个月左右的宝宝已经开始添加辅食，这也意味着宝宝晚上一觉可以睡6～7小时，但固体食物的添加可能导致宝宝肚子痛，从而影响他的睡眠，建议家长在给宝宝一种新食物的时候要早上喂。此外，这个阶段家长还要注意到宝宝出牙和注射疫苗等因素带来的睡眠问题。出牙期，有些宝宝会牙龈红肿、疼痛，从而导致宝宝哭闹不止或者夜醒的次数增加。注射疫苗也会让有些宝宝出现闹觉、难哄、嗜睡等新的睡眠问题，家长要及时帮助宝宝解决。此外，有些宝宝还会在7个月大的时候，开始出现分离焦虑，这对白天小睡的影响比对晚上睡眠的影响更大。因此，家长既要看到宝宝健康成长带来的惊喜，也要留心身体发育背后带来新的睡眠问题。

★ 10～12个月，无规则养育导致的睡眠问题

宝宝的体能和智能有了进一步的发展，睡眠也会被更多的因素所影响。这一时期宝宝的睡眠问题往往跟家长的无规则养育有关系。例如，随意更改宝宝的入睡时间，宝宝一哭闹就安抚或依赖道具让宝宝入睡等。

从某种程度上来说，习惯性夜醒（指总在每晚的同一时间醒来）是无规则养育的一个标志。因为宝宝一哭闹，家长就跑过去哄，会在无意中强化宝宝的这种习惯，而且宝宝越大，改变这种习惯的难度就会越大。或者现阶段的宝宝变得更有活力，而且更好玩，有些家长想让宝宝晚点儿入睡，但实际上宝宝很想早点儿上床睡觉，特别是在他白天减少了一次小睡的情况下。家长随意改变宝宝的入睡时间，打乱了之前宝宝的睡眠模式，或者根本就没有建立宝宝的规律作息。还有的家长只是冲进房间，解决宝宝的夜醒问题，而没有教他如何重新入睡等都属于无规则养育问题，都有可能导致宝宝的睡眠问题。

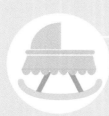

让宝宝安稳入眠的技巧

宝宝睡眠差，父母也难以安睡，因此，宝宝的睡眠也成了父母焦虑的问题之一。其实，家长掌握一些帮助宝宝安睡的技巧，不仅能让宝宝睡得好，而且也能让自己拥有好睡眠。

 ★ 帮宝宝建立规律的作息

当宝宝从三四个月长到七八个月，不仅仅是他的行为能力有了变化，其睡眠特点也在发生着改变。这时，家长应该帮助宝宝养成良好的睡眠习惯，并保持这种自然形成的健康睡眠模式。

月龄不同，宝宝的睡眠变化也不同。以4~8个月宝宝为例，通过利用宝宝天然的睡眠生物钟帮助他入睡，可以从早上开始并按照时间顺序进行。

起床时间。大多数宝宝会在早上7:00左右醒来并开始一天的生活，但这个时间范围比较宽，前后可有1小时的浮动范围。

早晨清醒时间。对于4~5个月大的宝宝来说，早上的清醒时间持续约2小时，8个月大的宝宝会持续3小时左右。清楚宝宝的醒睡间隔，家长可以在宝宝清醒结束期前的30分钟，为宝宝小睡做准备。

第一次小睡时间：早上。这种小睡在宝宝12~16周大时形成，一般从9:00开始，持续1~2小时。

正午的清醒时间。在白天，一般2~3小时的清醒后，宝宝会有一次小睡。如果宝宝在小睡时间里没有入睡，家长就要学会在宝宝过度疲劳与保持睡眠规律之间找到平衡。

第二次小睡时间：午后。一般在中午到14:00之间完成宝宝的第二次小睡，最好是在13:00左右，最迟也不要超过15:00。这段小睡应持续1~2小时，然后开始有一段稍长时间的清醒时光。

第三次小睡：后半下午。这次小睡可有可无。如果有，开始时间应在下午3:00~5:00，持续时间通常会比较短。如果宝宝9个月大还有这个习惯，则往往会带来整夜睡眠入睡难的问题。

下午的清醒时间。如果没有第三次小睡，这段时间可以带宝宝进行稍长时间的游戏或者户外活动。和其他小朋友一起玩耍或者去公园都是非常有趣的。

小睡时间长度。如果宝宝在后半下午或傍晚表现出疲惫，很有可能是宝宝没有得到充足的小睡。可行的解决办法就是让宝宝在晚上尽可能早点儿上床睡觉，以免其过度疲劳而难以入睡。

整夜睡眠时间。当宝宝看上去疲惫需要休息的时候，也是建立入睡流程的时候。这个入睡程序要形成规律，以便宝宝在每晚的大致时间收到入睡信号，但也不要过于严格遵守时间规则。

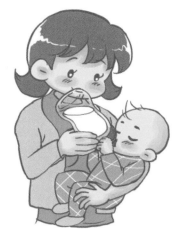

夜间喂食。宝宝在上次喂食之后4~6小时的夜间醒来，需要下一次喂食。下一次喂食常常发生在凌晨4~5点。这种夜间喂食，可能会持续到宝宝9个月大时。

随着宝宝月龄的增加，宝宝的睡眠规律也有所变化。当宝宝9个月时，傍晚的小睡逐渐消失，夜间喂食也可以尝试停止，到了10~12个月时，宝宝清晨小睡开始消失，但大多数宝宝仍然需要2次小睡。

★ 抱起－放下法教宝宝睡觉

当宝宝长到6个月以后，之前的嘘－拍法已经渐渐不适合宝宝了，因为家长发出的"嘘嘘"声很可能会干扰宝宝入睡，家长要根据宝宝的年龄、特点采取相应的方法，不妨尝试抱起－放下法。

当宝宝哭的时候，家长可以先试着用语言或者轻拍，让宝宝感觉到你的存在。如果宝宝还是哭闹，就把宝宝抱起来，等他一停止哭泣就立刻把他放下，不要迟疑。

如果宝宝一离开家长的肩膀或在放下的过程中哭，你还是要把他放到床上。这种行为是在告诉宝宝："我知道你觉得重新入睡很困难，但是我在这儿帮助你。"

如果把宝宝放下后他还在哭，就再把他抱起来，但如果宝宝头往后仰、扭动身体等，家长不要跟他争。因为宝宝的挣扎和扭动有一部分是在设法让自己安静下来，并重新入睡。

如果家长能正确运用这一方法，宝宝就会逐渐平静下来，然后家长继续把手放在宝宝身上，轻声说一些安慰的话语，看着宝宝进入深度睡眠状态，最后再离开即可。

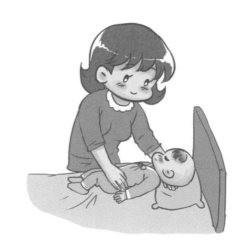

★ 给易惊醒的宝宝适量补钙

白天受到惊吓、睡眠时突然的声响等因素，都有可能让宝宝从睡眠中惊醒过来。除此之外，缺钙也会让宝宝出现惊醒的情况。严重缺钙会使得宝宝神经肌肉兴奋性增强，导致出现抽筋等症状，从而惊醒宝宝。

钙质的摄入

随着宝宝的生长发育，体内所需的钙质也在逐渐增加。为了避免宝宝因为缺钙而出现睡眠问题，家长首先需要了解，不同月龄宝宝每天需要摄入多少钙质，右表可以作为参考。

年龄	摄入量
0~6 个月	200 毫克 / 天
7~12 个月	250 毫克 / 天
1~3 岁	600 毫克 / 天

为了满足宝宝对于钙质的摄入，家长要为宝宝及时添加辅食，多吃一些豆腐、芝麻酱等含钙量较高的食物。当然，奶制品中的钙含量是其他食物不可以代替的，是补钙佳品，因此，家长要让宝宝逐渐接受酸奶、奶酪以及其他奶制品。

钙的吸收

为宝宝经常补充一些含钙量高的食物，不一定代表宝宝不会缺钙。其实钙的吸收量与摄入量和吸收率有关。

钙的吸收量 = 摄入量 × 吸收率

研究表明，如果体内缺乏维生素D，成人对钙的吸收率是10%～15%，当维生素D充足时，吸收率可以达到40%以上。可见，维生素D的含量也是很关键的，家长应多带宝宝晒晒太阳或者多吃一些海鱼、瘦肉等含有维生素D的食物，以防止维生素D的缺乏。

★ 合理安排宝宝饮食促进睡眠

如果宝宝睡眠质量差，家长有没有想过用饮食调理呢？一方面为宝宝准备一些具有安神、促睡眠又营养丰富的食物，另一方面养成宝宝良好的饮食习惯，以此来改善宝宝的睡眠。

● 培养饮食好习惯

有些不良的饮食习惯，尤其是晚餐方面，跟宝宝的睡眠也有着千丝万缕的联系。家长要有意识地培养宝宝良好的饮食习惯。

不宜过饱： 晚饭吃得过多或者在睡前吃零食，不仅会增加胃肠负担，还会产生腹胀、腹痛等不适，让宝宝难以入睡。

不可饥饿： 饥饿也会让宝宝难以入睡。晚餐时家长可给宝宝吃一些富含蛋白质的食物，以免宝宝因为饥饿在半夜醒来。

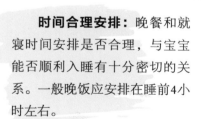

时间合理安排： 晚餐和就寝时间安排是否合理，与宝宝能否顺利入睡有十分密切的关系。一般晚饭应安排在睡前4小时左右。

少食肥甘厚味食物： 如果摄入过多肥甘厚味食物，会影响胃肠道对食物的消化吸收，从而阻碍睡眠。因此，家长应让孩子尽量不吃此类食物，尤其是晚上。

很多宝宝会在晚饭前吃零食，这会直接影响宝宝晚餐的进食量，如果晚饭吃得过少，就很容易半夜饿醒。因此，建议家长不要让宝宝在饭前吃过多零食，如果怕宝宝饿，可将晚餐时间略微提前，饭后可以适当吃些水果。

◯ 助眠食物推荐

对于宝宝来说，"睡"和"吃"是他日常生活中的重要组成部分，家长可以将这两项结合起来，让助眠食物帮助宝宝拥有良好的睡眠。

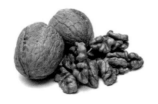

核桃

营养功效：核桃富含脂肪、蛋白质、卵磷脂和微量元素，其中脂肪和蛋白质是大脑的重要营养素，具有治疗失眠、多梦、健忘等作用，故有"健脑之神"的美誉。

小叮咛：当宝宝添加辅食后，妈妈可以为宝宝准备核桃糊、核桃粥等，尽量将核桃仁磨成粉，再添加到宝宝的辅食中。

营养功效：色氨酸含量高的食物首推小米，色氨酸能促进大脑神经细胞分泌出一种使人昏昏欲睡的神经递质——五羟色胺，所以说小米具有安眠的功效。

小叮咛：通常小米用来煮粥，家长可以提前浸泡小米，以缩短煮粥的时间。如果是月龄较小的宝宝，可以喝些小米汤或者将米粥打成米糊，以方便宝宝进食。

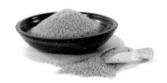

小米

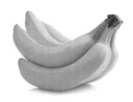

香蕉

营养功效：香蕉含有丰富的淀粉、钾和具有肌肉松弛效果的镁，具有改善情绪、促进睡眠的作用，又被称为"包着果皮的安眠药"。

小叮咛：香蕉表皮出现黑斑是完全成熟的表现，而且口感会更好。家长不要将没有熟透的香蕉喂给宝宝，否则容易引起便秘。

营养功效：红枣性平味甘，碳水化合物、维生素C含量丰富，其蛋白质含量也比其他水果高，具有养胃健脾、益气安神的功效。

小叮咛：对于小宝宝来说，在食用红枣之前不仅要去核，最好也将红枣皮去掉，以免消化不良。

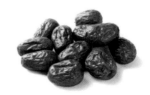

红枣

★ 循序渐进培养宝宝睡整觉的习惯

对于深受宝宝睡眠问题困扰的家长来说，让宝宝睡整觉可以说是一种奢望，但并不代表不会实现。根据夜奶和连续睡眠的情况，宝宝睡整觉至少要到9个月以后。在宝宝可以自己独立睡整觉之前，父母应根据宝宝的发育和睡眠特点，循序渐进地培养宝宝睡整觉的习惯。

首先，家长需要用几天时间来记录宝宝的起居情况，包括什么时候醒、什么时候吃、吃多少、小睡时间、每次小睡时长、晚间入睡情况、夜醒时间尤其是宝宝犯困时的表现以及可能影响睡眠的特殊情况等，从而进行排查和改善。然后，再进行正确的睡眠引导，逐渐培养宝宝睡整觉的习惯。

区分饿、困，规律喂养：当宝宝因为饥饿而醒来，家长要把他喂饱，并以这次吃的节点计算时间，预计下顿喂食时间为3.5~4小时后，如果没过多久宝宝又哭闹，可以排查其他原因。

保证活动质量：不管是白天小睡还是夜晚睡眠，家长都不要在宝宝刚吃饱时就哄他睡觉，尽量陪他玩一些游戏，保持一段清醒的时间，1~2小时后留意宝宝是否有犯困的迹象出现。

接收犯困信号并哄睡：当宝宝发出想要睡觉的信号时，家长要抓住此时机哄宝宝睡觉，用温柔的语气跟他说说话，或者轻拍他的后背。在宝宝还没睡着但已经平静下来的时候，轻轻地把他放到床上继续安抚。

尝试接觉：为了避免宝宝没有得到充分的休息，醒来后仍然疲劳，家长可以尝试为宝宝接觉。通常在宝宝还没有完全清醒过来的时候，轻拍让他继续睡。如果宝宝醒来精神很好，就不必勉强。

夜间醒来：宝宝夜间醒来时，家长可采用抱起-放下法安抚宝宝，虽然比奶睡、抱着摇晃睡要费时，但效果会好一些。如果哭闹过久，可以采用多抱一会儿、轻轻摇晃、哼唱催眠曲等方法安抚他。

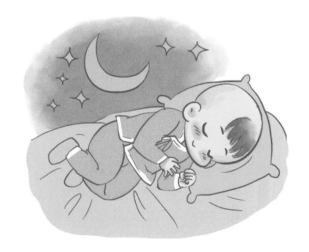

★ 合适的睡前音乐也有帮助

当宝宝还沉浸在白天玩耍的兴奋状态而难以入睡时，家长强行哄宝宝入睡只会起到反作用。家长往往会因为宝宝迟迟不睡而生气，宝宝的情绪波动也会比较大，这时，家长不妨给宝宝播放一些合适的睡前音乐，以帮助其顺利入睡。

通常，睡前音乐的选择以曲调舒缓、没有太大波动起伏的轻音乐为宜，钢琴曲、小提琴曲等都能让宝宝平复情绪并产生困意，对宝宝入睡很有帮助，下面就推荐一些合适的睡前音乐曲目，供家长参考。

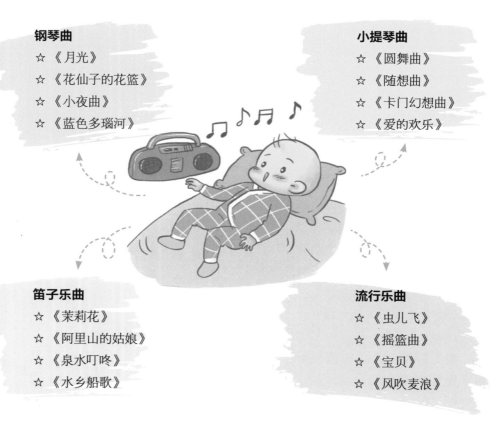

钢琴曲
☆《月光》
☆《花仙子的花篮》
☆《小夜曲》
☆《蓝色多瑙河》

小提琴曲
☆《圆舞曲》
☆《随想曲》
☆《卡门幻想曲》
☆《爱的欢乐》

笛子乐曲
☆《茉莉花》
☆《阿里山的姑娘》
☆《泉水叮咚》
☆《水乡船歌》

流行乐曲
☆《虫儿飞》
☆《摇篮曲》
☆《宝贝》
☆《风吹麦浪》

虽说睡前音乐可以帮助宝宝顺利入睡，但播放时也有一些注意事项，需要家长格外留心。例如，应观察宝宝的状态决定是否给他播放音乐，不要强硬要求；每次播放的时间不宜过长，以15分钟左右为宜；不要给宝宝使用耳机，也不要声音过大或者将播放器放在距离宝宝很近的地方。

★ 让宝宝喜欢的故事伴他入睡

随着宝宝的长大，他白天醒着的时间越来越长，发出的睡眠信号也越来越难以被家长察觉。静谧的故事时光，能让宝宝从一天的兴奋中逐渐变得安静，也是增进爸爸妈妈和宝宝感情的好机会。

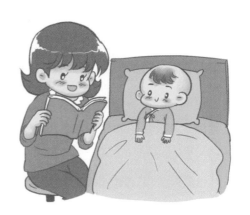

拉上窗帘，关上窗户，营造一个昏暗且安静的睡前环境，让宝宝找到舒适的姿势，乖乖躺在你的身边，选择一个宝宝喜欢的故事或者接着昨天的故事继续讲述。翻开书，用温柔的语调、丰富的情绪开始今天的睡前故事吧！

绿毛狮子

在茂密的森林里，住着一头绿毛的狮子。它可是森林大王，小动物们见了它都非常害怕，因为它总是很凶的样子。你瞧，它张着大嘴，瞪着眼睛，小动物见了它都跑得飞快。

一天，绿毛狮子在森林里散步，它的耳边传来了悦耳的歌声。原来是一只小鸟在它的头顶唱歌呢！狮子问小鸟："别的小动物见了我都很害怕，你为什么还敢在我面前唱歌啊？"

小鸟一边唱歌一边对绿毛狮子说："大王，因为有了你，那些坏家伙才不敢到我们的森林里来，我们大家都很感谢你呢！只是你老板着脸，大家当然害怕你啦！如果你每天微笑着面对大家，小动物们一定都会喜欢你的。"

绿毛狮子终于明白了。于是，它每天面带微笑，还帮助了很多有困难的小动物。从那以后，小动物们再也不害怕它了，大家一起过着快乐的生活。

通常，故事讲完了，宝宝也睡着了。睡前故事可以让宝宝更从容地享受宁静的夜晚，对入睡也很有帮助，有需要的家长不妨试试。此外，《睡觉去，小怪物！》《你睡不着吗？》《晚安，大猩猩》《打瞌睡的房子》等，也都是睡觉主题的绘本，家长和宝宝可以从中选择喜欢的作为睡前读物。

★ 睡前抚触给宝宝安全感

　　有研究表明，抚触具有安抚情绪、减少哭闹、改善睡眠等生理效果。而且，妈妈力道适中、温暖舒服的抚摸刺激，会让宝宝感受到爱和安全感。如果将抚触作为宝宝睡前程序的一部分，形成固定模式，则会让他更容易入睡。

1 宝宝仰卧，家长取适量婴儿油或婴儿润肤乳液，从前额中心处用双手拇指往外推压，呈"八"字形，重复5次。

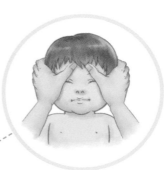

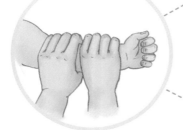

2 将宝宝双手平举，家长用两手捏住其胳膊，从上臂到手腕轻轻挤捏，然后用手指按摩手腕，用同样的方法按摩另一只手，各重复5次。

3 一只手托着宝宝的脚踝，另一手在大腿和小腿间上下来回轻轻按摩，然后按摩脚踝及足部，按摩5次左右。

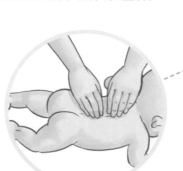

4 宝宝俯卧，家长用手指指尖放在宝宝脊柱的两侧画小圈，从脖子一直到臀部，重复5次即可。

★ 从夜醒原因寻找应对方法

在此阶段，夜间醒来的原因有宝宝的睡眠干扰，睡眠时的部分呼吸道阻塞或者因长期疲劳而引起的睡眠不规律等，家长要针对宝宝不同的夜醒原因，寻找应对方法。

1 婴幼儿的一些生理失调能够引起过度惊醒并伴有哭闹问题，尤其是患过小儿疝气的宝宝，即便被治愈，在4个月左右的时候还是会经常夜醒。很多家长不知道，上床和小睡时的健康模式可以帮助宝宝睡得更好，反之，宝宝会因为长期疲劳而出现脾气暴躁、睡眠质量下降等问题。

打鼾、用嘴呼吸等睡眠时的呼吸障碍也是宝宝夜醒的原因之一，也许是过敏引起的，也有可能是扁桃体肥大的原因。这些都有可能导致宝宝睡眠时间不正常、睡眠时间短、缺乏小睡、入睡困难等多种睡眠问题。因此，建议家长控制过敏源，或者去医院咨询扁桃体或扁桃腺引起严重呼吸道阻塞的问题，以解决宝宝夜醒的问题。 **2**

3 宝宝夜间醒来也可能跟不正常的睡眠时间有关系。宝宝睡太晚或起床太晚都可能导致宝宝经常性的夜醒。不按生物节律睡眠，产生过度劳累，从而引起宝宝夜醒。家长要为宝宝制定规律的作息时间，且不随意改变，尽量让宝宝在相同时间入睡，如有特殊情况，要根据宝宝的具体情况而定。

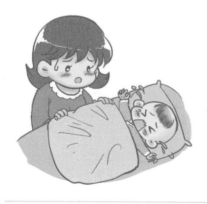

总的睡眠时间不足、没有小睡或小睡太短、太多辗转反侧等因素，也有可能是宝宝夜醒的原因，家长要留心观察宝宝夜醒时的状态和表现，找到原因，然后再有针对性地哄睡，才能帮助宝宝再次入睡。 **4**

★ 调整白天的小睡改善夜间睡眠

宝宝一旦白天缺少睡眠，就会因为疲劳过度而异常好动，从而导致晚上难以入睡。如果不及时调整宝宝白天的小睡，宝宝的这种模式就会重复出现，那该如何避免出现此种问题呢？

以4个月宝宝的睡眠为例，3天为一个阶段，家长可以通过调整宝宝吃、活动、睡眠的时间来达到调整白天小睡改善夜间睡眠的最终目标。如果宝宝需要更长的时间才能达到目标，也不要担心，重要的是保持方向正确。具体的调整时间如下：

1～3天	4～7天	8～11天	12～15天	目标（理想状态）
E：7:00	E：7:00	E：7:00	E：7:00	E：7:00
A：7:30	A：7:30	A：7:30	A：7:30	A：7:30
S：8:30 小睡（1.5 小时）	S：8:45 小睡（1.5 小时）	S：9:00 小睡（1.5 小时）	S：9:00 小睡（2 小时）	S：9:00 小睡（2 小时）
E：10:00	E：10:15	E：10:30	E：11:00	E：11:00
A：10:30	A：10:45	A：11:00	A：11:30	A：11:30
S：11:30 小睡（1.5 小时）	S：12:15 小睡（1.25 小时）	S：12:30 小睡（1.75 小时）	S：12:45 小睡(1.5 小时)	S：13:00 小睡（2 小时）
E：13:00	E：13:15	E：13:45	E：14:15	E：15:00
A：13:30	A：14:00	A：14:15	A：14:45	A：15:30
S：14:30 小睡 （1.5 小时）	S：14:45 小睡 （2 小时）	S：15:00 小睡 （2 小时）	S：15:30 小睡 （1.5 小时）	S：17:00~18:00 小睡 （0.5~0.75 小时）
E：16:00	E：16:15	E：16:30	E：17:00	E、A、S：19:30 进食、洗澡和上床
A：16:30	A：16:45	A：17:00	A：洗澡	A：23:00 夜间进食
S：小睡 （0.5~0.75 小时）	S：小睡 （0.5~0.75 小时）	S：不要小睡	S：18:30 或者 19 点上床	
E & A：19:00 进食和洗澡	E & A：19:15 进食和洗澡	E、A、S： 18:30 或 19:00 进食、洗澡、就寝	E：23:00 夜间进食	
S：19:30	S：19:30	S：23:00 夜间进食		
E：23:00 夜间进食	E：23:00 夜间进食			

注：表中的 E 表示"吃"，A 表示"活动"，S 表示"睡觉"。

★ 安抚宝宝的常用方法

对于很多家长来说，当宝宝在自己面前无法被安抚，哇哇大哭时，也是自己处于崩溃边缘的时候。手足无措、慌乱、担忧和挫败感，会让爸爸妈妈头疼不已。那么，怎样才能有效安抚宝宝，并让他安睡呢？

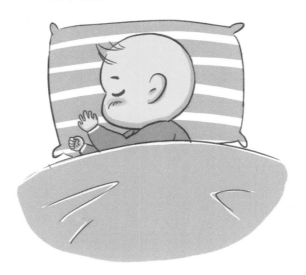

1 摇晃

有些妈妈担心摇晃会对宝宝的大脑发育有影响，其实轻微小幅度的晃动，问题不大，因为宝宝在羊水中的时候，妈妈走路也会带来轻微的晃动。反而轻微的摇晃打开了宝宝脑袋里的"运动传感器"，会让他觉得舒服。如果宝宝迟迟不肯入睡，家长可以把宝宝放在推车或者摇篮里，哄宝宝入睡。

2 侧卧

如果宝宝是仰面躺着哭闹，很容易产生在做自由落体的错觉，而更加不安。家长不妨让宝宝侧卧或者趴卧，这两种姿势更接近于宝宝在妈妈子宫里的姿势，会让他迅速接收到一种信息："一切都很安全。"可以抚慰正在尖叫的宝宝，让他安静下来。

★ 递减法帮助宝宝入睡

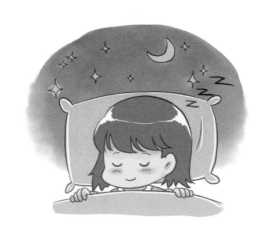

夜醒，对于绝大多数宝宝来说是一种很正常的现象，但有些宝宝醒来之后，很难再次入睡，严重影响了宝宝的睡眠质量。很多家长苦于采用各种办法将宝宝再次哄睡，其实，不妨试试递减法，帮助宝宝整晚安睡。

逐渐减少宝宝夜间醒来的次数，直到宝宝可以独立地重新入睡，被称为"递减法"。简单点儿来说，就是家长在一段时间内，逐渐减少在夜间给予宝宝的关注，以便让宝宝自己顶替你的角色，靠自己的努力入睡或重新入睡。下面是递减法常用的系列程序。

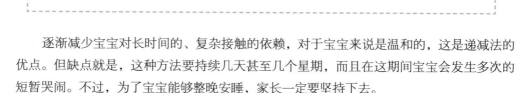

递减法常用的系列程序

☆ 立即做出反应，需要多少时间就花多少时间。

☆ 爸爸给宝宝拿奶瓶或者妈妈不出现。

☆ 把牛奶换成果汁。

☆ 把果汁稀释，最后只有水。

☆ 不再给奶瓶。

☆ 不再把宝宝抱起来。

☆ 不唱歌、不说话，没有语言交流。

☆ 减少接触。

☆ 没有身体接触，坐在孩子旁边。

☆ 把椅子从婴儿床边向门的方向挪开，慢慢地在几天内越挪越远。

☆ 减少与宝宝在一起的时间。

☆ 反应延迟。

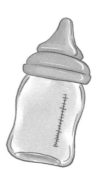

逐渐减少宝宝对长时间的、复杂接触的依赖，对于宝宝来说是温和的，这是递减法的优点。但缺点就是，这种方法要持续几天甚至几个星期，而且在这期间宝宝会发生多次的短暂哭闹。不过，为了宝宝能够整晚安睡，家长一定要坚持下去。

★ 妥善处理宝宝的分离焦虑

很多细心的家长会发现，宝宝到了七八个月大的时候，妈妈一离开他的房间，他就会特别难过或沮丧。同时，宝宝也变得开始认生，别人一抱他就会哭。这些现象都是宝宝分离焦虑的表现，家长应尽量采取一些措施来妥善处理宝宝的焦虑和不安。

当家长在其他房间时，要大声说话或唱歌，让宝宝在看不见你的时候也能听到你的声音，这样宝宝会知道，妈妈并没有离开自己太远，焦虑情绪会大大缓解。

家长可以跟宝宝玩躲猫猫的游戏，藏在报纸、家具或者门后面，循序渐进且逐渐延长你"失踪"的时间，然后再以可爱的形象出现，并称赞宝宝做得很好。

如果家长已经回归职场，建议在早晨离开前和晚上下班后，尤其是晚上的时间尽量和宝宝多待一会儿。

当家长将宝宝交给别人照顾时，一定要跟宝宝说再见，不要悄悄离开，以免增加宝宝的焦虑，甚至哭闹不止。

讲同一个故事以及做相同的道别后，趁宝宝还清醒就把他放进小床，并等宝宝睡着后再离开，持续一段时间，宝宝会感觉到自己在房间也很安全。

在宝宝睡觉前，和宝宝保持亲密的身体接触，例如拥抱、亲吻等，以安抚独自睡觉的宝宝。

从某种意义上来说，宝宝对于家长的依恋，是把家长当成了"安抚物"。因此，除了以上方法可以尝试外，家长还可以试着用其他的安抚物品来转移宝宝对于自己的注意力，从而帮助宝宝缓解分离焦虑。

★ 警惕宝宝睡眠中的异常情况

　　良好的睡眠是保证宝宝身体健康发育的必要条件，当有某些疾病潜伏在宝宝体内时，睡眠情况也能反映出来。所以，家长不要认为宝宝睡着了就"万事大吉"了，要留心观察宝宝的睡眠状况，以便判断宝宝的身体状况。

情况一：

　　宝宝睡前烦躁、磨人、易惊醒，入睡后全身干涩、面红、脉搏跳动较快，往往预示着发烧。

情况二：

　　入睡后撩衣蹬被，并伴有两颊及口唇发红，口渴喜饮或手足心发热等症状，中医认为是阴虚肺热所致。

情况三：

　　入睡后面部朝下，屁股抬高，并出现口舌溃疡、烦躁、惊恐不安等症状，这常是小儿患各种急性热病后余热未净所致。

情况四：

　　宝宝入睡后翻来覆去，反复折腾，而且还有口臭气促、腹部鼓胀、口干、口唇发红、舌苔黄厚、大便干燥等症状，可能是消化不良。

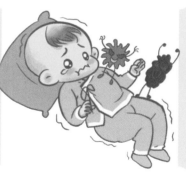

情况五：

　　如果宝宝大汗淋漓，且有四方头、出牙晚、囟门关闭太迟等现象，则有可能患有佝偻病，需要去医院诊断。

情况六：

　　如果宝宝在睡觉后不断咀嚼、磨牙，则可能是腹内有蛔虫或白天吃得太多，或消化不良等。

情况七：

　　睡觉摇头，家长要检查一下宝宝是否患有湿疹，或者因为缺钙引起。

情况八：

　　宝宝睡眠时哭闹不停，时常摇头、用手抓耳朵，有时还伴有发热，说明宝宝可能患有外耳道炎或中耳炎。

★ 宝宝拖延睡觉时间，妈妈有方法

很多宝宝对于睡觉抱有极力反抗的态度，明明已经很疲倦，但还是会用各种理由拖延睡觉时间。当家长遇上这样的"拖延"宝宝该怎么办？

在解决宝宝拖延睡觉问题之前，先来说说宝宝为什么会如此抗拒睡眠。首先，是因为自控能力较差，现阶段的宝宝还不能自如地掌控睡觉这件事情；其次，宝宝具有很强的好奇心，总想探索未知的领域，因而舍不得睡觉；最后，随着宝宝的成长，睡眠时间也在减少，如果白天让宝宝睡得多，到了晚上，宝宝自然很难入睡；又或者是因为宝宝想要更多的陪伴等。家长应先知道了具体"病因"，然后再对症下药。

家长要接受宝宝的故意拖延，并对宝宝的拖延理由见招拆招。不要强迫宝宝入睡，以免他会更反抗或者造成强烈的情绪波动，更不利于入睡。

给宝宝讲故事或者让宝宝搭积木等安静的活动，有利于宝宝放松并平复情绪。最后，睡前不要让宝宝吃太多，导致食物难以消化完全，也会让宝宝难以入睡。

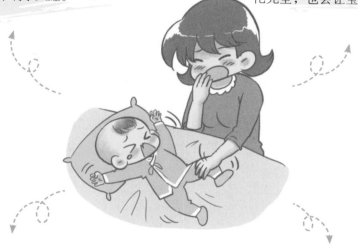

有些宝宝会被家长看电视、客厅活动等吸引而无心睡眠，因此要想宝宝乖乖早睡，家长自己要带好头，最好是全家人早起早睡，建立良好的家庭作息规律。

为宝宝制定固定的睡前纪律并坚持每天在睡前执行，睡前如果宝宝正在做某件事，就告诉宝宝快要睡觉了，久而久之宝宝拖延时间的习惯就改掉了。

★ 宝宝不肯睡，妈妈要冷静

　　随着宝宝渐渐长大，尤其是进入学步期之后，宝宝会越来越喜欢白天清醒的时间，沉浸在探索世界的乐趣中而不愿意上床睡觉。因此，很多宝宝到了入睡时间都会想尽办法拒绝睡觉，此时，家长要保持冷静。

　　当宝宝迟迟不肯入睡时，家长首先要有一个正确的心态。要理解宝宝对于蹒跚学步的兴趣或者之前都按时入睡今天却不肯睡觉的变化。因为宝宝正处于兴奋状态、白天小睡时间过长等都有可能导致宝宝出现不肯入睡的状况，家长不必过于焦虑，同时可以尝试采取以下方法，帮助宝宝进入睡眠状态。

1　　放松的情绪能帮助宝宝更好地入睡。当宝宝还不想入睡时，家长不要强行将宝宝放到床上或者硬性哄睡，这会让宝宝感到紧张，甚至哭闹不断，加大入睡的难度。即便比平时入睡时间晚一些，也是正常情况，要营造轻松的睡前氛围。

2　　家长可以通过和宝宝做一些活动，帮助其消耗多余的精力，或者宝宝白天过度劳累，也不容易入睡。尽量选择安静的睡前活动，如讲故事、搭积木等，让身体产生困意，才能帮助宝宝顺利入睡。

3　　遵循固定的睡前准备活动，形成睡前程序。帮宝宝洗澡、换衣服，跟宝宝说说话或者让宝宝玩一下自己心爱的玩具等，睡前程序可以形成规律，这会让宝宝知道自己接下来要做什么，因此会更快放松下来，并产生安全感，缩短入睡时间。

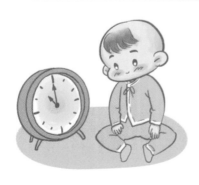

4　　当宝宝平静下来并慢慢产生睡意的时候，就要结束所有睡前活动，否则这些活动会没完没了，并成为宝宝迟迟不肯入睡的新借口。家长可以轻拍宝宝的后背，并告诉他现在是睡觉的时间，宝宝会逐渐安静下来，最终安然入睡。

★ 不要让灯光"守护"宝宝的睡眠

有的宝宝由于怕黑，睡觉时必须开着灯才能入睡，只要家长一关灯，宝宝就会哭闹不停；有的妈妈为了方便夜间照看宝宝，所以会一直开着卧室的灯。不管是哪种原因，宝宝开灯睡觉都是非常错误的做法。

任何光源都会产生光压力，当这种光压力长期存在时，会使人尤其是婴幼儿表现得焦躁不安，从而导致难以安睡，容易惊醒，睡眠质量也因此下降。

让宝宝在灯光下睡觉，会成倍增加他患近视的概率。持续不断的光线刺激会影响宝宝眼部网状激活系统，使眼球和睫状肌不能得到充分休息，很容易造成视网膜损伤。

充足的睡眠与宝宝长高密不可分。当开灯睡觉时，灯光的刺激会影响宝宝的睡眠，从而也会导致在睡眠过程中分泌的生长激素减少，必然导致宝宝长不高。

灯光的光亮让整个卧室的光线跟白天没有太大区别，这会改变人体适应昼明夜暗的自然规律，从而影响宝宝正常的新陈代谢，危害宝宝的生长发育，而且宝宝睡不好，抵抗力也会随之下降。

为了避免宝宝因为没有光亮而害怕入睡，家长应该在宝宝出生后就开始培养关灯睡觉的习惯。如果宝宝因为怕黑而哭闹不肯入睡，家长可以多抱抱他、轻拍宝宝的后背等安抚宝宝，以消除对于黑夜的恐惧，等宝宝入睡后再关灯。

温馨提示

建议选择cob光源（是指LED芯片直接贴在高反光率的镜面金属基板上的高光效集成面光源技术）的小夜灯，cob光源可以消除电磁辐射、蓝光危害等，而且光线柔和，适合大人和宝宝在休息时使用。

★ 夏日防蚊，妈妈有智慧

　　宝宝皮肤娇嫩，经常成为蚊子的进攻对象，尤其是到了夏季。处理不当，不仅会使宝宝的皮肤发炎，还会影响宝宝的睡眠。此外，蚊子还是传播某些疾病的主要媒介，因此，不管出于哪方面考虑，家长都要打赢这场"防蚊大仗"。

　　由于家中有宝宝，建议妈妈不要使用化学灭蚊剂和有害蚊香，因为大部分蚊香的有效成分是除虫菊酯杀虫剂，蚊香点燃后所产生的烟雾里含有细小的微粒和化学物质，对宝宝不利，所以最好使用"绿色防蚊法"。

　　用蚊帐或纱窗把蚊子隔绝在外。蚊帐既能避蚊又能防风，还可以将尘埃隔离开来，特别适合宝宝使用。纱窗可以让新鲜的空气进入室内，同时将有害的烟雾阻隔在室外。

　　在卧室内摆放一两盆驱蚊草或者猪笼草，驱蚊草的气味会让蚊虫不堪忍受，猪笼草的捕虫囊会将蚊虫吸引过来并消化掉。

　　妈妈可以在室内安装橘红色的灯或用透光的橘红色玻璃纸套在灯泡上，开灯后，蚊子会因为惧怕橘红色光线而逃离。

　　妈妈还可以用空酒瓶装上糖水或将啤酒放在阴暗处，蚊子闻到甜酒的味道就会往瓶子里钻，常常会被糖水或啤酒粘住致死。

　　把容易滋生和繁殖蚊子的地方打扫干净。堵塞的水槽、长久不换水的花瓶等都是蚊子繁殖的好地方，蚊虫的卵会在静水中很快孵化成幼虫，因此家长要定期清扫房间。

　　妈妈可以为宝宝购买物理驱蚊器，不仅能让蚊虫远离宝宝，而且不会对宝宝的身体带来不利影响。或者为宝宝换上浅色衣服，可以降低被蚊子叮咬的概率。

★ 戒掉夜奶，让宝宝更好安睡

随着宝宝的长大，开始接触辅食，妈妈就可以渐渐给他断掉夜间哺乳了。但如果宝宝总是夜里醒来多次，而且需要靠哺乳或者奶瓶才能重新入睡，这就表明夜奶已经干扰了宝宝的睡眠。

为了满足自身成长的需要，宝宝需要在夜间得到更好的休息。而夜奶不仅会加重宝宝消化系统的负担，使身体一直处于工作当中，睡眠质量也必然受到影响，而且晚上不必要的喂奶还会影响宝宝白天的胃口。此外，奶水可能会腐蚀宝宝的牙齿，夜间喂奶后一般不再清洁口腔，久而久之会出现口腔问题。所以帮宝宝戒掉夜奶很有必要。

做法一 → 如果宝宝到了6个月左右，在喝夜奶时表现出总是喝得很少或者只是吮吸奶头，而不是真正在喝奶的表现，家长可以逐渐取消夜奶。而且，夜奶取消后，宝宝能在3天内改变他的饮食习惯，会在白天喝得多一些。

做法二 → 可以采用循序渐进的方式来帮助小一点儿的宝宝戒掉夜奶，在一个星期内，慢慢把夜奶次数调整到零。让宝宝少吃1分钟或者2次喂夜奶的间隔拉长半小时，如果是配方奶喂养的宝宝，也可以每次减少30毫升的奶量。

做法三 → 如果宝宝夜醒的时间并不是喂奶的时间，家长可以轻拍宝宝以抚慰，但不要将宝宝抱起。如果是母乳喂养，可以让爸爸哄宝宝入睡，这样会更容易一些，因为爸爸的身上没有吸引宝宝的奶味。

在适当的时候为宝宝戒掉夜奶是一个过程，也是让宝宝更好安睡的明智做法。家长要坚持下去，当宝宝慢慢不再习惯夜奶，他就会乖乖睡觉了。

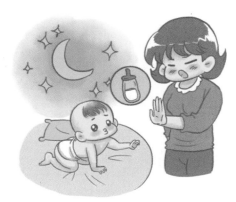

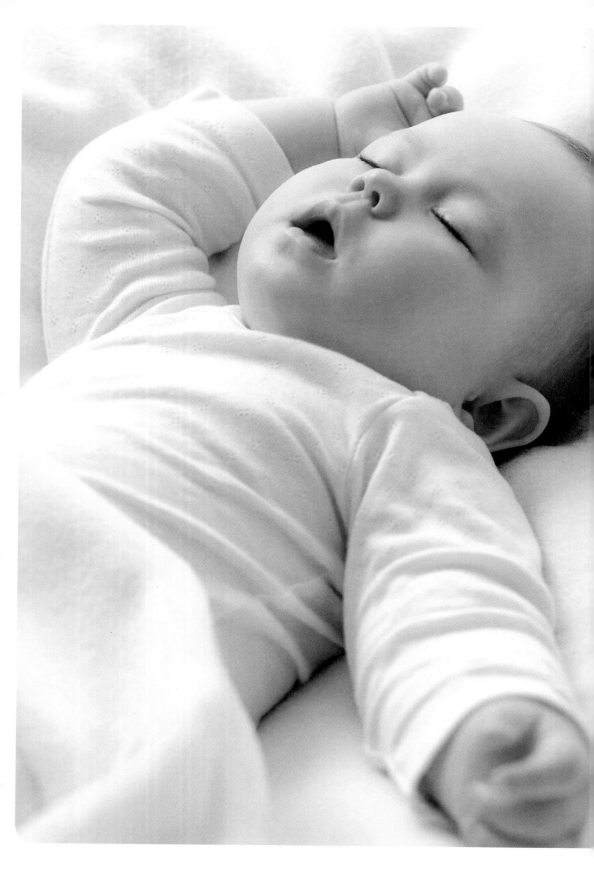

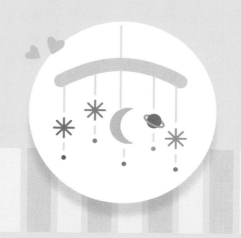

Part 4

1 ~ 3 岁，
让宝宝做个安睡小天使

　　尽管 1 ~ 3 岁的宝宝能够听懂大人的话，而且睡眠问题也改善了很多，但这个年龄段的宝宝也逐渐有了自己的独立需求和自我意识，他们愿意依照自己的想法行事。作为家长，应该充分考虑孩子的生理和心理特点，从帮助孩子建立规律的生活习惯起，让孩子形成健康的睡眠习惯。即使遇到孩子偶尔拖延睡觉时间、不午睡、早醒等睡眠问题，家长也应冷静对待，及时寻找原因，解决问题。

宝宝的生长发育情况

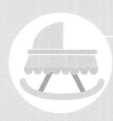

1 ~ 3 岁的宝宝正处于生长发育的黄金时期，这个时候的宝宝精力充沛，对周围很多事物有好奇心和求知欲。此时，爸爸妈妈一定要对宝宝加强引导和教育，为宝宝的健康成长奠定基础。

★ 1 ~ 2 岁宝宝的生长发育

转眼间，宝宝已经满了1周岁，正从婴儿向幼儿过渡，逐渐能独立行走，而且不容易跌倒了。

发育指标		1 ~ 1.5 岁	1.5 ~ 2 岁
体重（千克）	男孩	10.0 ~ 11.2	11.3 ~ 12.5
	女孩	9.4 ~ 10.6	10.6 ~ 11.9
身高（厘米）	男孩	76.5 ~ 82.7	82.8 ~ 88.5
	女孩	75.0 ~ 81.5	81.6 ~ 87.2
头围（厘米）	男孩	46.4 ~ 47.6	47.7 ~ 48.4
	女孩	45.1 ~ 46.4	46.5 ~ 47.3
胸围（厘米）	男孩	43.1 ~ 51.8	44.4 ~ 52.8
	女孩	42.1 ~ 50.7	43.3 ~ 51.7
视觉发展		具有了观察物体不同形状和结构的能力，眼睛成为认识事物、观察事物和指导运动的有力工具。	能看清物体，而且能够跟踪运动的物体，视觉能力基本达到了成人的水平。
语言发展		能有意识地说出 3~5 个字，能用简单的词语表达自己想要表达的意思，比如"爸爸走"；会提示妈妈或者身边的家人自己想大便或小便；记忆力和理解能力也比以往有了大大的提高。	19 个月时，语言能力强的宝宝，能够说出 100 多个词语，2 岁时能说出几百个词语，与成年人交流也不再困难；爱向身边的人提问；能够理解一些抽象的概念，比如"快和慢""远和近"。
运动能力		能独自走路，且不容易跌倒，逐渐能自己动手吃饭了；可以手握笔在纸上或者墙上乱画；能从瓶子中取出小丸；能用积木搭起四层塔；还学会了用手从一个方向把书页翻过去，每次能翻2~3页。	宝宝会挣开妈妈的手，自如地走路和跑步；还会将纸张两折或三折；熟练地把水从一个杯子倒入另一个杯中；平衡能力也有所增强，能在宽度为25厘米~35厘米的两条平行线中间走。

★ 2 ～ 3 岁宝宝的生长发育

2～3岁属于幼儿晚期，宝宝的能力越来越强，活动范围也越来越大，在饮食方面，能吃的食物种类和数量也有所增多。

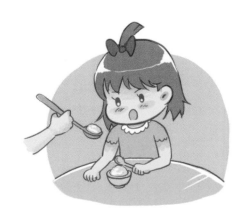

发育指标		2 ～ 2.5岁	2.5 ～ 3岁
体重（千克）	男孩	12.5 ~ 13.6	13.6 ~ 14.6
	女孩	11.9 ~ 13.0	13.0 ~ 14.1
身高（厘米）	男孩	88.6 ~ 93.3	93.4 ~ 97.5
	女孩	87.3 ~ 92.1	92.2 ~ 96.3
头围（厘米）	男孩	48.5 ~ 49.1	49.2 ~ 49.6
	女孩	47.4 ~ 48.0	48.1 ~ 48.5
胸围（厘米）	男孩	46.1 ~ 54.6	46.8 ~ 55.2
	女孩	45.1 ~ 53.1	45.7 ~ 53.7
视觉发展		能分清两种以上的颜色，这一阶段是儿童视觉感受能力发展的关键时期，在这一时期如果对宝宝进行绘画教育，可以促进宝宝在这方面才能的发展。	
语言发展		语言能力明显提高，说话时语速加快，会使用敬语，也会问很多问题，常常让父母不知道该如何回答；3岁时开始逐渐向连续性语言发展，能离开具体情境表述一些意思了，有时候甚至会沉浸在自言自语的语言快乐中，这是幼儿语言发展过程中的正常表现，是幼儿语言概括和调节功能的发展过程。随着幼儿知识、经验的丰富，思维能力不断发展，语言的概括能力逐渐增强，自言自语、嘟嘟囔囔的现象就会逐渐减少，直到完全消失。此外，幼儿语言的自我调节功能也开始逐步发展起来。	
运动能力		此时宝宝的肌肉发育已较为结实，可以灵活地玩拍球、接球、堆积木、穿珠子的游戏，还会用单腿站立、练习跳跃；愿意参加集体活动，宝宝的户外活动有所增加；可以自己穿戴简单的衣服和帽子；可以熟练地使用勺子，能自己上厕所、穿衣服等，还能时不时地给父母帮点儿小忙；和其他小朋友也有了初步的交往。	

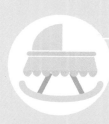

1~2岁宝宝睡眠须知

大多数1~2岁的宝宝开始遵循基于时钟的作息时间表，而不是90分钟的循环。在这一阶段，宝宝基本形成了自己的睡眠规律，有稳定的睡眠模式，但也会不可避免地存在一系列睡眠问题，需要爸爸妈妈了解。

★ 宝宝的睡眠特点

一般来说，宝宝白天的小睡次数是随着年龄的增长而减少的，其夜晚就寝的时间也会逐渐变晚，但是，宝宝的夜晚入睡潜伏期却越来越短。

> **宝宝白天的小睡比例**
> **＝白天小睡总时间／（白天小睡总时间＋白天清醒总时间）×100%**

宝宝到1岁时，基本上可以建立较稳定的睡眠模式，即长时间的夜间睡眠和白天2次短暂的小睡模式。

宝宝进入了他人生的第2个年头，夜间能够连续睡很长时间，中途可能会短暂醒来几次，翻身、哼哼唧唧，然后又重新入睡。

宝宝16~21个月时，上午的小睡开始逐渐消失了。有统计显示，18个月的宝宝，有77%不再睡上午觉，21个月的时候，88%的宝宝只睡下午觉了，也有一部分宝宝只在上午小睡。

睡眠过程和大人一样，先困倦，然后是浅睡眠，再到有梦睡眠、深度睡眠，再以相反的顺序经历这几个阶段，直到短暂醒来，又重新入睡，再重复这个过程。

★ 宝宝常见的睡眠问题

　　1～2岁的宝宝自主意识逐渐增强，睡眠问题主要集中在午间和夜间两个阶段。了解这些睡眠问题的表现及内在原因，可以帮助父母更好地照顾宝宝。

◐ 拖延入睡的时间

　　表现为：该睡觉的时候不睡，还会提出很多额外的要求，比如要求爸爸或妈妈多讲几个故事，想再喝几杯水，或多去几次卫生间，以此拖延睡觉的时间。

　　造成这一阶段的宝宝拖延入睡的原因有：宝宝逐渐发展出自我意志，试图挑战爸爸妈妈的底线；有拖延睡觉成功的经历，并且获得了快乐；宝宝的生物钟还没到睡眠时间，没有建立固定的睡眠模式；宝宝害怕自己上床入睡，或者白天有很多想要完成而没来得及去做的事情，所以不忍心上床睡觉。

◐ 仍然依赖奶睡

　　表现为：这一阶段的宝宝仍然可能会依赖奶睡，如不吃奶就睡不着，半夜频繁醒来，而且需要吃奶才能再次睡着。

　　这一阶段的宝宝如果仍然依赖奶睡，很可能是从小就养成的不良习惯。吃奶能填饱肚子，而且满足了宝宝喜欢吮吸、拥抱以及和妈妈亲近的天性，所以这时候宝宝会容易入睡。在宝宝出生后的前3个月，奶睡不会对宝宝产生太大的不良影响，但是随着时间的推移，带来的问题可能会越来越多，如宝宝不愿意自己入睡、习惯醒来、厌奶、影响进食习惯等，妈妈一定要引起重视。可以通过尝试多种安抚方式；改变入睡习惯，让宝宝尝试自主入睡；减少不必要的夜奶，让宝宝减少对奶睡的依赖。

🌀 早醒

表现为： 这个年龄段的大多数宝宝都喜欢早晨起床以后到父母的房间去亲热一会儿，而且会醒很早，普遍在5:00～6:00，然后玩不到9:00又要睡早觉了。

宝宝早醒可能是早期的并觉苗头，即2觉并1觉，这种情况在宝宝12个月左右会偶尔出现，在13～18个月正式完成。另外，宝宝对早晨的理解与大人的不同，如果晚上上床睡觉的时间很早，也可能导致他早醒。

🌀 入睡时间长

表现为： 当父母努力想让宝宝安静躺下睡觉时，可能会遇到他强有力的反抗，不能乖乖入睡，或者要哄很久才能安然入睡。

对于蹒跚学步的宝宝来说，最不喜欢去的地方可能就是床了。因为睡觉对于这个年龄段的宝宝而言，意味着不能再玩玩具，不能跟家人在一起玩，所以要想让他乖乖入睡，家长必须合理安排他们白天的活动。

🌀 仍然无法睡整觉

表现为： 大部分宝宝在这一阶段都可以睡整觉了，小部分的宝宝可能仍然存在无法睡一个囫囵觉的情况，容易出现夜醒、需要哄睡。

每个宝宝的睡眠情况都不尽相同，宝宝无法睡整觉，原因也多种多样，如睡前吃太多奶，睡眠环境不适，穿太多衣服等，如果宝宝出现无法睡整觉的情况，家长首先要帮助其排除这些因素造成的不良影响。

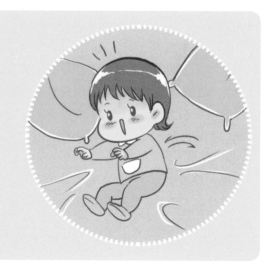

🌜 在睡觉时大哭

表现为：宝宝晚上睡觉时，睡着睡着突然大哭起来，而且往往难以哄好，啼哭不止，让妈妈很揪心，又不知所措。

> 这一阶段宝宝的神经发育系统还不够完善，如果白天过于兴奋，或接收了不良信息，晚上就会出现夜惊、做噩梦等现象，导致睡觉时大哭。此外，如果宝宝患上生理性疾病，也会大哭不止。

🌜 午睡困难

表现为：宝宝睡午觉特别困难，一躺到床上就开始不停说话，如果不理他就自言自语，要不就在床上乱滚，每天中午都要折腾1个多小时才能入睡。

> 2岁左右的宝宝，大多数白天都只有一次小睡了，如果宝宝睡午觉比较困难，可能是他的睡眠比较充足，不需要午睡了，也可能是睡午觉的时间不对，妈妈只要记住一点，顺其自然，不强迫宝宝就好。

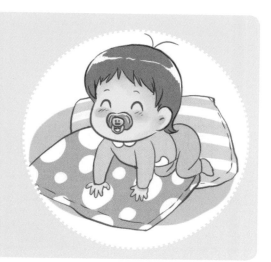

🌜 断奶引起的睡眠不安

表现为：断奶时，宝宝的睡眠也会受到影响，尤其是断夜奶，宝宝晚上常常哭闹，有的甚至会哭闹3～5次，严重影响睡眠。

> 断奶期间，有些宝宝对母乳依赖较强，看不到妈妈、喝不到母乳会产生焦虑情绪，容易烦躁不安，拒绝吃辅食，不愿与其他人交流，经常哭闹，睡眠不好，从而导致生病。

★ 父母对宝宝睡眠问题的疑惑

随着宝宝的逐渐长大和睡眠模式的调整，相关的睡眠问题也越来越多。下面的几个问题或许可以为迷茫的父母答疑解惑。

◗ 宝宝要不要睡午觉？

这一阶段爸爸妈妈应该重新安排宝宝的睡眠时间，培养他的作息规律。一般来说，1～2岁的宝宝平均午睡时间为2小时，由于个体不同，睡眠时间也存在着差异，从1～3小时不等，只要大致在这个区间内，长点儿短点儿都是可以的。如果宝宝不午睡，但是仍然精力充沛，家长也不必过于强求，只要宝宝能够按照自己的睡眠规律休息就好。

◗ 宝宝为什么会有起床气？

所谓起床气，就是起床后莫名其妙地生气、对别人大发脾气，或者有人打扰了睡眠后就会生闷气，常伴有低血压、面色苍白、四肢无力、眩晕等症状。起床气的多发人群为女性和老人，一些年龄小的宝宝也会有起床气。

宝宝的起床气主要是由于睡眠质量不高引起的。通常情况下，只要宝宝的睡眠质量高，醒来时都会精神十足，拥有好心情；而如果睡得不好，自然无法心平气和地起床。所以，让宝宝拥有充足的高质量睡眠是预防起床气的好方法。1～2岁的宝宝宜保证每天8小时的优质睡眠。

还需要提醒家长的一点是，当宝宝有起床气时，父母不能生气，一旦生气，只会给宝宝不平稳的情绪火上浇油，同时也给宝宝树立了坏榜样。每天用平和的心态、平静的语气来唤醒沉睡的宝宝，一起迎接美好的新早晨，也会让自己和宝宝一整天都拥有一个好心情。

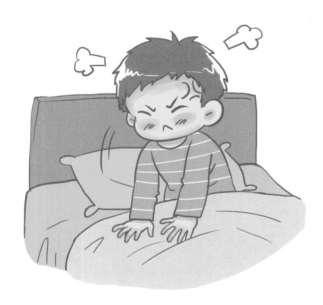

🌙 为什么宝宝睡觉时经常会翻白眼？

宝宝的睡眠和大人一样，分为深睡眠和浅睡眠，浅睡眠的时间甚至比深睡眠的时间还多。翻白眼的情况就是宝宝处于浅睡眠状态时所做的，此外，还会有来回翻动、扭动、发出声音等表现，这些都是正常的现象。

另外，当宝宝在夜间睡觉时，屋子里没有灯光，人的眼睛处在没有完全闭合的状态，久而久之，也会形成睡觉时翻白眼的情况。

🌙 宝宝睡觉时为什么喜欢抱着玩具睡？

相信很多宝宝都会有这样的睡眠习惯，那就是在睡觉的时候喜欢抱着一个玩具，当爸爸妈妈把这个玩具拿走的时候，宝宝就会睡不着，甚至哭闹不止。宝宝的这种行为，实际上是对玩具的依赖，或者说，玩具不仅仅是宝宝的玩具，也是他们在睡觉时的慰藉物，对于宝宝的睡眠影响很大。宝宝为什么会对玩具这么依赖呢？究其原因，就是宝宝在睡觉的时候会产生不安的因素，他们通过抱着玩具的形式，给自己一个心理上的安慰，所以，这种行为和宝宝内心缺乏安全感有关系。

抱玩具一般是稍微大一点的宝宝，比如1岁或者1岁半以后的宝宝，如果爸爸妈妈发现自己的宝宝晚上睡觉不踏实、入睡困难，可以给他一个玩具抱着，这个玩具只要质量合格，不掉毛，对宝宝的身体无害，就可以给他放心地使用。另外，家长要记得经常给宝宝的贴身玩具清洗、消毒，最好放在太阳下晾晒、杀菌，以保持卫生的睡眠环境。否则，藏在细密柔软绒毛里的尘土和有害细菌极易通过与人体的接触而传播疾病，损害宝宝的健康。

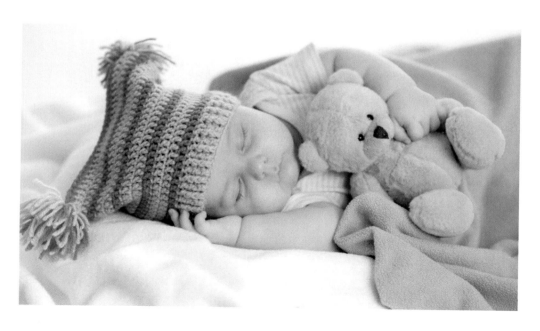

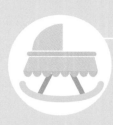

2 ~ 3岁宝宝睡眠须知

宝宝2 ~ 3岁以后，已经度过了蹒跚学步的阶段，逐渐长大了。随着白天活动量的增加，晚上的睡眠也会相应地发生变化。妈妈在照看好宝宝日常生活的同时，对睡眠状况的关注也不可缺失。

宝宝的睡眠特点

2～3岁的宝宝一般需要11～12小时的夜间睡眠，白天需要2～3小时的午觉。大部分宝宝会在19:00～21:00上床入睡，6:30～8:00起床。此时，从表面上看，宝宝的睡眠周期与成人很相近了，但其实与成人相比，宝宝经历了更多次浅睡眠和深睡眠的转换。因此，在一整夜的睡眠过程中，宝宝短暂醒来的次数要比成人多。

在这个阶段，宝宝白天可能会忙个不停，到处活动，所以晚上相对来说会睡得比较安静，不过有时候，宝宝也会被自己的梦惊醒。

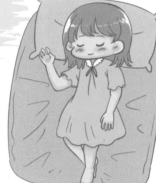

这个年龄段的大部分宝宝在晚上会睡10个小时以上了，而且已经学会了自己重新入睡，即使出现多次短暂醒来，也不会对睡眠质量有太大的影响。

宝宝开始能够记得自己做过的梦了，还会用生动的语言向爸爸妈妈描述梦的情景。

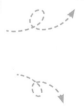

3周岁左右，一些宝宝中午入睡困难，但傍晚却会很疲劳，导致无法以较好的状态支撑到晚上入睡。

★ 宝宝常见的睡眠问题

每个年龄段的宝宝都可能存在一系列睡眠问题，2~3岁的宝宝当然也不例外。诸如早醒、不想小睡、睡觉时害怕等，不同的宝宝有不同的表现。

● 不愿白天小睡

表现为： 白天不想小睡，总是说睡不着，或者推迟小睡的时间。

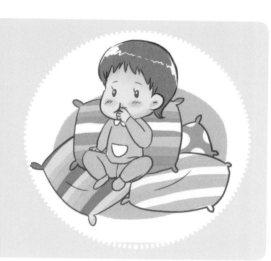

　　每个宝宝的睡眠状况有所差异，如果这一阶段的宝宝白天不愿意小睡的话，妈妈也不必过于强求，这是宝宝自身的睡眠规律，只要他精力充沛、食欲旺盛就好。

● 不愿一个人睡

表现为： 每次让宝宝睡觉的时候，他总是哭喊着不愿一个人睡，想要爸爸妈妈的陪伴。

　　宝宝内心缺乏安全感，害怕独自待在房间睡觉，因此常常不愿一个人入睡，尤其是在让宝宝和妈妈分房睡的时候。此时，妈妈要多陪伴和安抚宝宝。

● 半夜找妈妈

表现为： 在宝宝睡着以后，半夜醒来就会爬下自己的床，去妈妈的房间找她。

　　出现这种情况很可能是宝宝还没有完全习惯自己一个人睡觉，此时妈妈一定要态度坚定，鼓励宝宝勇敢点儿，让宝宝慢慢适应独自睡觉。

梦呓、梦游

表现为： 梦呓即说梦话，指的是在睡觉过程中讲话或发出除了鼾声以外的某种语音；梦游是睡眠中自行下床行动，而后再回床继续睡觉的怪异现象。

说梦话是由于睡眠时大脑主管语言的神经细胞活动引起的，而做梦时的一些动作是由于大脑神经细胞主管动作的部分活动引起的。一般来说，宝宝在睡觉时出现一些较轻的动作和言语都是正常的。

梦魇

表现为： 宝宝在睡眠过程中，因梦中受惊吓而喊叫；或觉得有什么东西压在身上，不能动弹。醒后仍有短暂的情绪紧张、身子不能转动、心跳、面色苍白和出冷汗等现象。

宝宝发生梦魇，原因多为身心疲劳，睡前过度兴奋、不安，情绪紧张或家人溺爱等。家长要从原因入手，对症解决。一般不需要药物治疗，但反复发作、次数较多者，可以带宝宝去看儿童心理医生。

磨牙

表现为： 常在夜间入睡以后做磨牙齿或紧咬牙的动作，由于牙齿磨动时常伴有"咯吱咯吱"的声音，通常也叫"咬牙"。

宝宝如果偶尔发生一两次夜间磨牙，不会影响身体健康，父母不用太担心。倘若宝宝天天磨牙，就要引起重视了，因为这会对宝宝的牙齿造成极大的损害。可以带宝宝去口腔医院进行检查和治疗。

★ 父母对宝宝睡眠问题的疑惑

随着宝宝的年龄增长，宝宝的身高、体重等也在发生相应的变化，此外，宝宝的睡眠问题也在增加。对2～3岁的宝宝来说，父母可能会存在以下疑惑。

有必要让宝宝独立入睡吗？

答案是肯定的。从心理健康的角度来说，让宝宝独立入睡有利于培养宝宝的独立自理及应变能力；从身体健康的角度来说，独立入睡的宝宝睡眠不会受到父母的影响，有利于身体健康。毕竟，一般成年人和宝宝的睡眠时间不太一致，宝宝比大人睡得要早一些。

专家提出，培养宝宝独立睡觉的好时机在他3岁左右。确切地说，从宝宝出生时起，家长就应该培养他独立睡觉的好习惯，这有助于防止他日后养成陪睡的习惯。刚开始时，建议父母和宝宝采取同房不同床的方式，等到宝宝稍微大一些，晚上能自己睡得安稳，不会乱踢被子，自己会上厕所时，就可以和父母分房睡了。等到宝宝和父母分房，独立入睡的习惯养成以后，家长还可以让宝宝尽量做到自己的事情自己做，比如让宝宝自己整理床铺、收拾房间等。

不过，究竟什么时候和宝宝分房睡，每个家庭的情况千差万别，不可一概而论。总体原则是，选择每个家庭成员，包括宝宝、爸爸和妈妈都能接受的，睡得比较安稳、安全的方式，让宝宝逐渐过渡，并最终养成独立入睡的习惯。

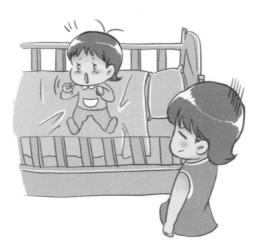

夜晚开灯睡觉能给宝宝安全感吗？

很多家长在小宝宝睡觉的时候喜欢把灯打开，因为担心宝宝晚上会害怕，或是方便宝宝晚上起床上厕所，还有的甚至觉得夜晚开灯睡觉能给宝宝安全感。其实这种想法是不科学的，开灯睡觉只会让宝宝的身心健康受损，如导致视力下降，影响生长激素的分泌，导致睡眠不安等。因此，一般情况下，我们建议家长让宝宝关灯睡觉，如果因为担心宝宝害怕，或起夜不方便，可以为其准备小夜灯。

宝宝磨牙会影响睡眠质量吗？

磨牙大多数发生在宝宝深睡眠的时候，它对睡眠质量没有太大的影响，但是对其他方面的影响却不容小觑。

○ 加快牙齿的磨耗，出现牙齿过度敏感的症状，甚至造成牙周组织损伤、咀嚼肌疲劳及颞颌关节功能紊乱。

○ 反复磨牙会影响颅神经，让宝宝第二天出现情绪烦躁不安的情况，进食也会存在不同程度的障碍，进而影响到宝宝的健康。

○ 磨牙会影响其他人的睡眠，让人无法在安静的环境中获得高质量的休息。

○ 因为磨牙，咀嚼肌经常得不到休息，会变得疲劳和疼痛，腮帮也会发疼，如果严重则会引起头痛或者颈部、背部阵痛。

◐ 为什么宝宝会打鼾？

很多家长以为宝宝打鼾说明睡得香，其实这是一种错误的观点。实际上，打鼾不仅会降低宝宝的睡眠质量，而且严重威胁着身心健康。那么，宝宝为什么会打鼾呢？

打鼾多是鼻炎、小儿肥胖、腺样体肥大、支气管炎、扁桃体发炎、鼻中隔偏曲等问题导致的，这些因素可能会造成呼吸道狭窄的状况，当肌肉放松，舌根和悬雍垂（小舌）落下时，呼吸道会完全阻塞，而使呼吸受阻，导致鼾声不断。

如果宝宝经常睡觉打鼾，家长一定不能忽视，要及时带宝宝去医院治疗，拖延治疗时间只会造成宝宝生长发育迟缓，影响宝宝的健康。

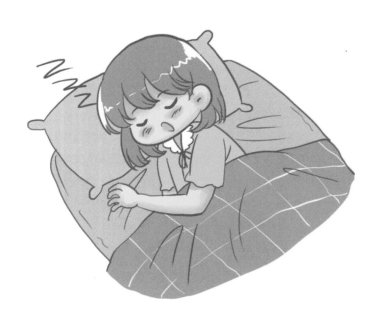

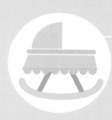

1 ~ 3岁宝宝的睡眠训练

1 ~ 3岁宝宝的睡眠不可避免地存在一些大大小小的问题，找出这些问题以后，爸爸妈妈可以通过正确的睡眠训练，让他的睡眠问题得到解决，睡眠模式步入正轨，这对于宝宝的健康成长和营造良好的家庭氛围很有意义。

★ 1岁后：睡眠联想和正确的睡眠训练

宝宝1岁之前，无论妈妈是否为他做过良好的睡眠训练，1岁以后还是会出现意想不到的睡眠问题，这主要与宝宝不良的睡眠联想有关。

◎ 关于睡眠联想

听特定音乐时，会联想出其情景；睡不着时，需要特别的音乐催眠……这种帮助人们轻松入睡的物品、音乐以及行为，叫作睡眠联想。

成年人和宝宝都有属于自己的睡眠联想，睡眠联想有好坏之分，好的睡眠联想可以让宝宝即使在睡觉过程中醒来，也可以自己再次入睡；不良的睡眠联想则会让宝宝短暂觉醒后无法自动再次入睡，必须有成年人的诱导和帮助。

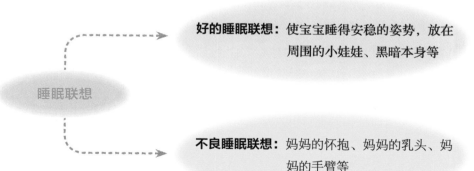

好的睡眠联想：使宝宝睡得安稳的姿势，放在周围的小娃娃、黑暗本身等

睡眠联想

不良睡眠联想：妈妈的怀抱、妈妈的乳头、妈妈的手臂等

◎ 改正不良睡眠联想的方法

不良的睡眠联想可以通过正确的睡眠训练加以改正，具体方法如下：

○ 固定睡觉时间和起床时间，调整
宝宝的生物钟。

○ 睡前定下像习惯一样反复的动作
目录，让习惯与身体融为一体。

○ 想象宝宝睡觉时睁开眼睛的情景，
哄他睡觉时创造同样的情景。

○ 停止宝宝从前的睡前行为，让他
自己躺在被窝睡觉。

★ 2 岁以后：需要纠正行为的年龄

宝宝2岁以后是需要纠正行为的年龄段，此时进行的睡眠训练不只是单纯针对睡眠问题，也是教育的延续。

◐ 睡眠训练

对该年龄段宝宝的睡眠训练可分为以下4个内容进行，妈妈需根据自家宝宝的具体情况，有选择性地实施。

1 制定出睡前程序，并制定图画计划表，涂色后贴在墙上，每一个项目结束后，做好标记，这样按照计划逐步完成所有的睡前程序。

2 和宝宝一起制作把宝宝当成主人公的专属童话书，在童话书里，按照顺序勾勒出睡前的各项准备事宜，每天晚上和宝宝一起读这本童话书。

3 到该睡觉的时间后，妈妈一定要态度坚决地通知宝宝"该睡觉了"。也可以画出有睡觉时间的时钟，贴在挂钟旁边，如果到了睡觉时间，就让宝宝看挂钟的指针和画出来的钟表一样，然后果断让宝宝上床睡觉。

4 磨蹭型宝宝要多准备一些睡前时间给他，例如将5分钟延长到10分钟。也可以做战胜计时器游戏，如果在计时器响之前，宝宝能换好睡衣、刷完牙，就算战胜计时器，作为奖励，可以给宝宝多读一页童话书。

◐ 睡眠训练时的注意事项

给2岁以后的宝宝做睡眠训练，一旦定下，就要始终如一地做下去，如果没有达到预期的效果，也不要轻易对宝宝发火，可以找找其他方法。已经做好的睡眠训练，可能因为宝宝生病或其他原因而受影响，问题解决后应重新坚持原则，再次训练。

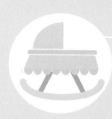

让宝宝安稳入眠的技巧

宝宝年龄越大就越要养成良好的睡眠习惯，让他能安稳入睡。下面介绍了十几个帮助宝宝提高睡眠质量的技巧，爸爸妈妈不妨来学习一下，不仅能让宝宝安稳入眠，而且自己的睡眠质量也会有所提高。

★ 帮助宝宝建立规律的作息

要想宝宝睡得好，建立规律的作息很重要。这一阶段的宝宝，自主意识越来越强，父母在为其建立规律作息的时候，应该让宝宝充分发挥自己的作用，父母只是给出参考建议，不做主导。

下面给出一个1~3岁宝宝的日常作息图，供家长和宝宝参考、学习。

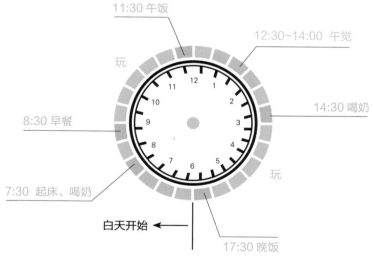

该作息图示的相关内容仅作参考，不代表宝宝一定要严格按照以上标准安排自己的一天，只要宝宝的作息能够遵循自己的规律，并能保证每天精力充沛，就可以了。

★ 适时执行睡眠的纪律

这一阶段的宝宝大多数都开始上幼儿园了，家长适时执行睡眠的纪律，宝宝的接受度会比较高，而且对于培养宝宝良好的作息习惯也很有帮助。

◐ 规定明确的睡觉时间

父母要给宝宝明确规定好每天上床睡觉的时间，尤其是晚上。而且，一旦规定好以后，就不能随意变更，即使有时候宝宝有没有完成的事情，或家里有亲朋好友做客，也不要允许宝宝多待一会儿，时间定得越明确，宝宝就越容易按时去睡觉。

◐ 让宝宝明白"时间到了"

规定好时间后，还要让宝宝知道"时间到了"。宝宝或许对时间没什么概念，这时候就需要家长的辅助，比如，可以告诉他"读完这一页故事书，就到睡觉时间了"，或者"这个电视节目一结束，我们就要上床睡觉去了"等。

◐ 从准备活动中获得安全感

就像我们做运动之前需要热身一样，宝宝入睡也需要做些准备活动，并从中获得安全感。睡觉之前，父母可以同宝宝聊一聊明天的打算，告诉他把第二天要穿的衣服和用的东西准备好，做完准备活动，宝宝就知道该睡觉了。

◐ 采取适当的奖励措施

当宝宝遵守上述的睡眠纪律时，家长有必要给他一定的奖励，比如，睡前给宝宝铺上漂亮的床单，或者奖励他第二天吃一块巧克力等。适度的奖励会使宝宝的内心感到愉快，产生经常想这样做的愿望，有助于睡眠纪律的遵守。

◐ 必要时可采取惩罚手段

与奖励相对应的就是惩罚了。如果宝宝不遵守睡眠纪律，妈妈不必气恼或发怒，可以借助一些惩罚的手段，如剥夺他第二天做一些活动的权利，或者让他提前上床睡觉等，让他知道自觉遵守纪律的重要性。

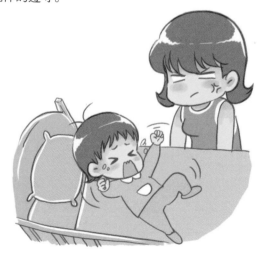

★ 用帐篷式婴儿床解决入睡问题

帐篷式婴儿床能巧妙地防止宝宝半夜爬下床去找爸爸妈妈，也不必担心宝宝因为哭闹而掉下床来受伤，还能给宝宝一定的安全感。另外，帐篷式婴儿床在夏天还能防蚊虫叮咬。有的家长可能会担心给宝宝使用帐篷式婴儿床会让他产生依赖感而无法换床，其实这个担心是多余的。

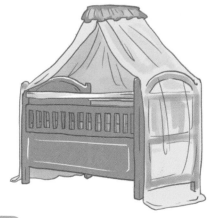

★ 帮宝宝适应从婴儿床到床的过渡

宝宝长大以后，就需要从婴儿床换到大床上去睡觉，有的宝宝可能会抗拒换床，离不开自己之前熟悉的睡眠环境，此时家长可以采取一些措施帮助宝宝过渡。

● 给宝宝开一个"换大床"庆祝会

提前一周和宝宝商讨换床睡这件事，并带他一起去商店为自己挑选喜欢的新大床，注意尽量挑选矮一些的床，以免宝宝从床上掉下来受伤。然后邀请家里的其他成员来参加换床庆祝会，让宝宝对换大床保持兴奋的状态，这样一切就能顺利过渡了。

● 让大床和小床"在一起"

新的大床准备好后，如果有足够的空间，可以把宝宝的婴儿床和大床在同一个房间里放一段时间，帮助他适应新床；如果空间有限，也可以将大床放在原先放婴儿床的地方。

● 选择合适的时机换床

给宝宝换床时，最好选择他情绪比较稳定的时期，尤其不要在以下几种情况下给他换床，以免降低成功的概率：

- ○ 宝宝刚刚病愈时。
- ○ 刚进行大小便训练期间。
- ○ 断奶期间。
- ○ 度假开始之前。
- ○ 刚开始自己的幼儿园生活时。

当宝宝处于以上情况时，家长可适当推迟给他换床的时间，等情况稳定下来再换。

合理的饮食和良好的睡眠息息相关。宝宝1～3岁时，随着口腔能力的进一步发育，能吃的食物种类也越来越多，这期间，妈妈要合理安排他的饮食。

下面推荐几种常见助眠食材，妈妈可以将其做成宝宝爱吃的菜肴，以食物助好眠。

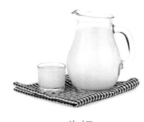

牛奶

营养功效： 牛奶中含有色氨酸，这是大脑合成5-羟色胺的主要原料，而5-羟色胺有让人产生睡眠欲望的作用。同时，牛奶中的钙还能消除人体的紧张情绪，对神经衰弱者更有益。

小叮咛： 睡前可以给宝宝喝一杯热牛奶，不仅能提高睡眠质量，还能给宝宝补钙。

营养功效： 鹌鹑蛋富含卵磷脂和B族维生素，其中卵磷脂是高级神经活动不可缺少的营养物质。常食鹌鹑蛋可缓解失眠、神经衰弱、多梦等症状。

小叮咛： 如果宝宝总是做噩梦，妈妈不妨给他煮些鹌鹑蛋吃，能有效缓解这一症状。

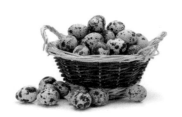

鹌鹑蛋

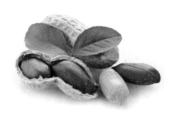

花生

营养功效： 花生富含不饱和脂肪酸，适量食用可以有效提高人体抗压能力和情绪控制能力，对调节自主神经有着重大意义，也有助于提高睡眠质量。

小叮咛： 部分宝宝可能存在对花生过敏的症状，妈妈在给他吃之前一定要谨慎。

营养功效： 苹果中含有较多的钾、磷等成分，有宁神安眠、补脑养血的功效。同时，苹果的芳香具有明显的消除心理压抑感的作用，可改善因心理问题引起的睡眠障碍。

小叮咛： 婴幼儿食用苹果，不仅能改善睡眠质量，还能补充多种维生素，可作为日常水果。

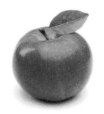

苹果

★ 别让宝宝湿发睡觉

让宝宝湿着头发睡觉是一种非常不好的生活习惯，头发又湿又凉，会让宝宝产生不适，进而影响宝宝的睡眠质量。

从人体健康的角度来看，湿着头发睡觉有以下几个方面的危害：

○ 容易让湿气进入头皮，使人患上伤风、头痛等疾病。

○ 潮湿的环境容易使头皮滋生细菌，造成头痒、头皮屑多等问题，不利于宝宝健康。

○ 从中医的角度来说，在一天中，人的阳气在午夜时分最弱，容易疲惫，抵御病痛的能力较低。湿发睡觉使水分滞留于头皮，长期如此会导致气滞血瘀、经络阻闭。

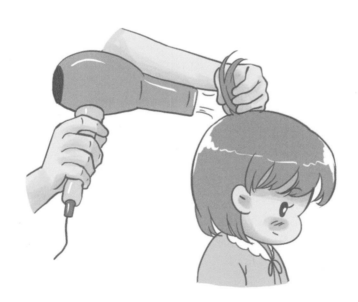

因此，妈妈给宝宝洗头最好在他睡前1个小时进行，这样就有充足的时间晾干头发。洗好后用干毛巾轻轻吸干水分，因为宝宝还小，头发比较少，很快就会干了。如果有必要用吹风机吹干，建议家中配备一个儿童专用的小电吹风，调到弱挡热风为宝宝吹干头发，冬天建议用热风，不会让寒气进入头部。夏天建议用冷风，让人觉得凉快些，而且不伤头发。注意不要对着宝宝头皮吹，以免烫伤他。

★ 给宝宝选择合适的床和床品

这一阶段的宝宝该换大床睡觉了，前面我们已经介绍了如何帮助宝宝从婴儿床过渡到大床，接下来我们将具体介绍如何给宝宝选择合适的床和床品，让宝宝在舒适的环境下入睡。

● 选择一张好床

首先，床的材质要健康，这是选择床的首要条件。一般实木家具比较健康，材质主要包括红松、柏木、红豆杉、香樟、楠木、榉木、橡木、桦木等。纯实木的家具一般比较贵。

其次，床的大小要合适。 按照规格来讲，婴儿床大致有 0.6 米 ×1.2 米、0.7 米 ×1.3 米两种，高度在 0.4 米左右。在购买床之前，要先确定宝宝的卧室能放下多大的床。

最后，床的风格与款式要跟宝宝房间的装修相符合。建议妈妈在选购时带上宝宝一起，让他参与到挑选中来，这样有助于宝宝更加顺利地完成过渡。

● 棉被、睡衣的选择

舒适的被子是优质睡眠的保证，因为被子能影响被窝的温度、人的呼吸等，而这些都与睡眠有着密切的关系。被子宜选择较轻盈且保暖性好的，如羽绒被，这种被子干爽、吸湿、透汗，可提升睡眠质量。

睡衣的选择也很重要。可以选择宽松肥大的睡衣，有利于肌肉放松和血液循环。不宜穿腰部有松紧带的睡衣，也不宜穿连帽睡衣。睡衣的背幅和前幅，应有充足的阔度。睡衣的面料宜选择天然材质的，如透气、吸湿性能良好的棉布。睡衣颜色不要过于鲜艳，宜选择淡雅的颜色，如粉色、绿色、米色等，适合家居穿着又有安目宁神的作用。

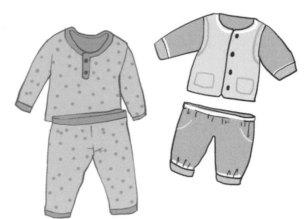

● 选购合适的床单和被罩

床单、被罩的选择和棉被、睡衣的选择大同小异，宜选择透气性好、质地轻盈和颜色不过于鲜艳的，并做到勤洗勤换。一般建议每周清洗一次，冬天可每两周清洗一次。另外，新买的床单、被罩也需清洗后再使用，这是为了清除残留在面料上的甲醛等成分。

★ 有助于宝宝入眠的睡前音乐

　　任何年龄段，睡前音乐都是陪伴宝宝入睡的好帮手，只不过，不同的年龄段给宝宝选择的睡前音乐有不同的侧重点。在宝宝1～3岁时，适合的睡前音乐种类会比较多，如节奏优美的古典乐、轻柔欢快的儿童歌曲等。此时家长应尽可能让宝宝接触多种类型的音乐，让宝宝的听觉世界丰富多彩，培养他的音乐天赋、陶冶情操的同时，更能促进宝宝的优质睡眠。下面是适合1～3岁宝宝听的各种类型的音乐榜单：

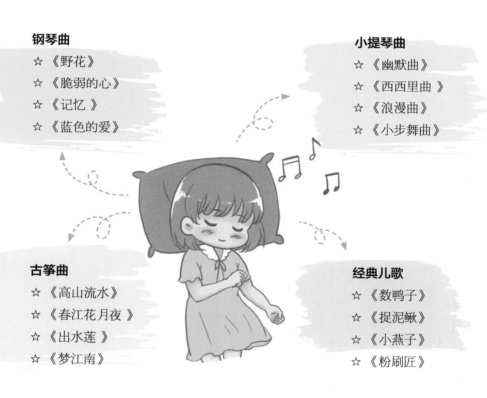

钢琴曲
☆ 《野花》
☆ 《脆弱的心》
☆ 《记忆 》
☆ 《蓝色的爱》

小提琴曲
☆ 《幽默曲》
☆ 《西西里曲 》
☆ 《浪漫曲》
☆ 《小步舞曲》

古筝曲
☆ 《高山流水》
☆ 《春江花月夜 》
☆ 《出水莲 》
☆ 《梦江南》

经典儿歌
☆ 《数鸭子》
☆ 《捉泥鳅》
☆ 《小燕子》
☆ 《粉刷匠》

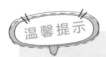

温馨提示

　　睡前给宝宝听音乐时，可以将他室内的灯光调暗一些，让他伴着安静柔和的灯光和节奏舒缓的音乐，快速地进入梦乡。注意不要给宝宝听立体声音乐，更不要让宝宝用耳机听，以免损伤听力。

★ 给宝宝讲睡前故事

1～3岁是宝宝智力开发的好时期，睡前听一段故事，宝宝将终身受益。无论是促进优质睡眠，还是增强智力开发，一个好的故事往往能够发挥独特的功效。现在，让宝宝快乐地享受睡前时光吧！

爱哭的胖胖熊

胖胖熊两岁了，可是很爱哭鼻子，无论遇到什么事都要哇哇大哭。

一天，胖胖熊被一块小石头绊了一跤，虽然一点儿也不痛，可他还是大哭起来。胖胖熊趴在地上哭呀哭呀，越哭越伤心，泪水哗哗地往下掉。

石头上，有一只小蚂蚁正在睡觉，忽然觉得身上湿漉漉的。小蚂蚁说："呀，下雨了！下得真大啊！"它抬头一看，不对不对，不是下雨，是胖胖熊在哭呢。

小蚂蚁问："胖胖熊，你为什么趴在地上哭呀？"

胖胖熊伤心地说："呜呜呜，我摔倒了。"

小蚂蚁奇怪地问："摔倒了，你为什么不爬起来啊？"

胖胖熊边哭边说："呜呜呜，我等妈妈来扶我。"

小蚂蚁哈哈大笑，笑呀笑呀，不小心从石头上摔了下来。"哎呀……"

胖胖熊吓了一跳，赶忙伸手去扶小蚂蚁，

哪知，小蚂蚁骨碌一下爬了起来，自豪地说："我们小蚂蚁摔倒了，才不要人家扶呢！"

胖胖熊一听，特别不好意思，连忙骨碌一下也爬了起来，挺着胸脯说："我们胖胖熊摔倒了，也不要妈妈扶。"

故事讲完了以后，妈妈还可以就故事内容进行点评，例如，和自己的宝宝说"胖胖熊最爱哭鼻子了，宝宝，你是不是也会动不动就哭呢？这可不是一个好习惯，一定要学习勇敢的小蚂蚁，改正坏毛病，这样才是一个乖宝宝呢！"

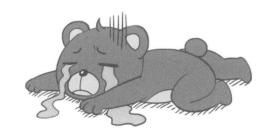

★ 温柔地抚触宝宝

　　1~3岁是宝宝生长发育较为迅速的时期。此时的宝宝，无论是身体还是心理都有了明显的变化，给此阶段的宝宝进行按摩时一般以推法、揉法、运法为多，妈妈可以按照下面的4个步骤，温柔地为他做抚触，促进优质好眠。

1 宝宝仰卧，妈妈用一只手握住宝宝脚后跟，另一只手从宝宝的臀部向脚踝方向滑动，轻轻捏压。

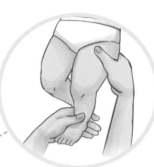

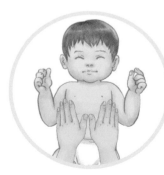

2 宝宝俯卧，妈妈用一只手扶住宝宝身体，手指合起，轻轻旋转推按宝宝的脊椎两侧。

3 宝宝平躺在床上，妈妈握住宝宝两侧的上臂，然后向手腕抚摩，抚摩的同时将其手臂向上平举。

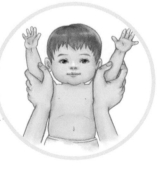

4 宝宝仰卧，妈妈将双手掌放在宝宝胸部，大概在两乳头连线中点处，然后分别从里向外做画圆的滑动，就像画出个心形一样。

★ 睡前和宝宝适当活动

　　这一阶段的宝宝一般都比较活泼好动，到了晚上该睡觉的时候，还在玩这玩那，劲头十足。家长不妨在睡前和宝宝适当做些放松活动，从而帮助宝宝按时就寝。

第一节：剪刀脚

　　让宝宝平躺，右脚举成 90°，左脚保持不动，双手抱住右腿，背部伸直，维持30秒，再换另一侧腿练习，可以训练腹部和大腿的肌肉力量。

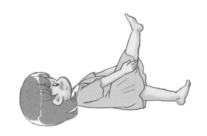

第二节：摆动四肢

　　让宝宝平躺，眼睛看上方，四肢向上伸展，肩膀放松，手腕和脚踝各自摆动30秒，可以促进四肢神经末梢的血液循环。

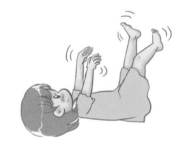

第三节：抱膝活动

　　让宝宝平躺，用手抱住其中一个膝盖，膝盖要尽量往身体方向靠，另一条腿伸直，借此拉伸大腿后侧的肌肉，还可以拉紧背部和手臂的肌肉。

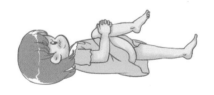

第四节：脚踝活动

　　让宝宝坐着，双手撑地，双脚伸直，脚指头用力向前伸展，可以有效舒缓宝宝白天活动时脚踝承受的压力。

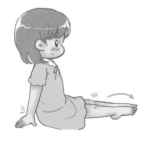

★ 让宝宝心情好也能提高睡眠质量

睡眠专家指出，让宝宝心情好，身心得以放松，不仅有助于他快速入睡，还对提高睡眠质量大有裨益。因此，家长在平时要多关心宝宝的情绪状态，让他保持愉悦的心情。那么，如何在日常生活中让宝宝心情好、睡眠也好呢？

睡前给宝宝听些轻音乐，用音乐放松心情，可以选择大自然的音乐，如虫鸣、鸟叫、流水声、风声等。

不要因为一些小事和宝宝生气，尤其是在睡前，不要给宝宝太多的心理压力。

为宝宝营造舒适的睡眠环境，有助于放松身心，包括房间温度、舒适的床单、柔软的枕头等。

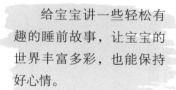

给宝宝讲一些轻松有趣的睡前故事，让宝宝的世界丰富多彩，也能保持好心情。

睡前和宝宝玩一些轻松的小游戏，比如捉迷藏、过家家等，让宝宝和父母的相处更融洽。

总之，父母在日常生活中要多陪陪宝宝，做些宝宝感兴趣的事情，与他心平气和地相处，宝宝心情好，睡眠自然也会好，整个家庭的氛围也会更加和谐。

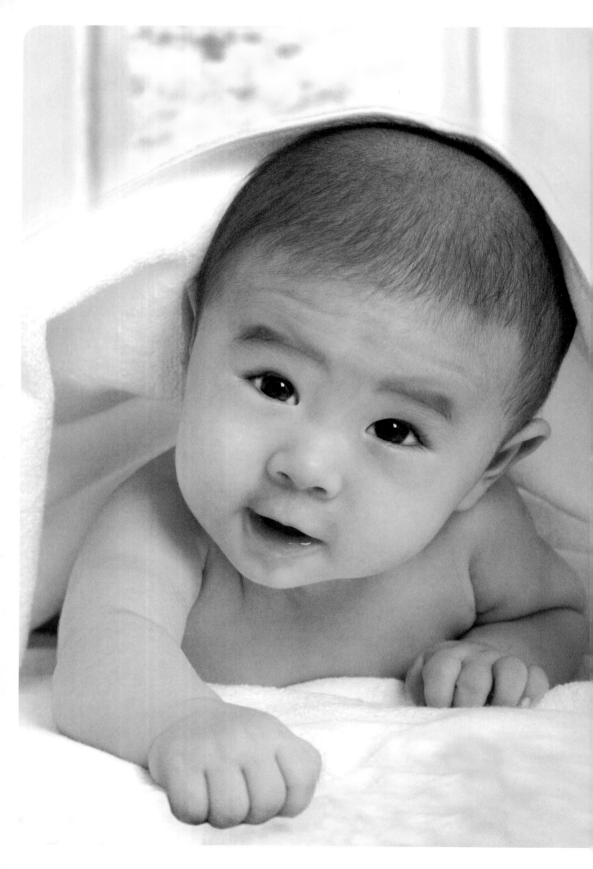

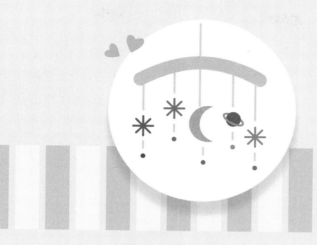

Part 5

解决睡眠问题,
让宝宝爱上睡觉

　　到了晚上该睡觉的时候,想尽快哄宝宝进入梦乡。可是,孩子偏偏精神很好且睡意全无,你耐着性子,使出浑身解数,终于他睡着了,时间也早已过去了两三个小时。你想刷的奶瓶、想换的床单,想洗的衣服都晾在那儿了……好不容易躺下睡着了,可孩子又要吃奶;不等闹钟响起,孩子就已经醒了,让你陪玩。这样的经历或许让忙碌了一天的妈妈欲哭无泪,怎么才能让宝宝早点儿入睡,怎么才能纠正宝宝的睡眠问题呢?本章将为你一一解答。

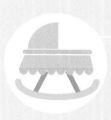

应对特殊情况引起的睡眠障碍

当宝宝处于痛苦的出牙期，或身体出现各种疾病与不适时，往往会引起自身的睡眠障碍，影响睡眠和身体健康。爸爸妈妈有必要了解如何应对这些特殊情况，以期给宝宝更好的睡眠照护，让宝宝一觉睡到天亮。

★ 噩梦

一般来说，一个人每夜做梦不超过4次都属正常，不会影响到其睡眠的质量。但如果一个人经常做噩梦或做梦的次数太多（每晚做梦超过4次，甚至达到十几次），就可能影响其睡眠质量了，还会使其身体出现问题。

做梦的机制

做梦是人在睡眠过程中产生的一种正常的生理和心理现象。一般情况下，人在睡眠时大脑神经细胞处于抑制状态，这个抑制过程有时比较完全，有时不够完全。如果没有完全处于抑制状态，大脑皮层还有少数区域的神经细胞比较兴奋，人就会出现梦境。由于少数细胞的活动失去了觉醒状态时的整个大脑皮层的控制和调节，记忆中某些片段不受约束地活跃起来，就可能表现出与正常心理活动不同的千奇百怪的梦。此时，与语言和运动有关的神经细胞倘若也处于兴奋状态，那就不光会出现梦境，还会说梦话或发生梦游的现象。

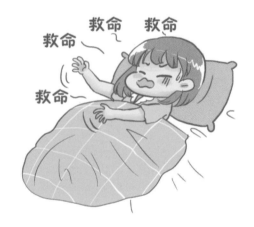

救命　救命　救命　救命

噩梦及其危害

噩梦是指做内容恐怖的梦，并以引起焦虑恐惧为主要表现的睡眠障碍。噩梦常常发生在下半夜，表现为在睡眠中梦见危及生命安全的恐怖事件，如被怪兽追赶，从悬崖上掉下来等，梦境千奇百怪、荒诞离奇。做噩梦的人一般很容易被叫醒或从梦境中惊醒，醒后很快意识清醒，能清楚地回忆刚才所做的梦，往往需稍过一段时间才能入睡。

噩梦没有明显的性别差异，发生率为1%左右，可发生于任何年龄，尤以学龄前期和学龄期儿童为多见。对于孩子来说，如果经常做噩梦，可怕的梦境会使其出现焦虑紧张、表情惊恐、面色苍白、出汗、心跳加快等症状，不仅会影响睡眠质量，还会妨碍身心的健康发育，爸爸妈妈千万不能忽视。

引起噩梦的原因剖析

要帮助孩子对抗做噩梦引起的睡眠障碍，爸爸妈妈还须从原因入手，对症解决。一般来说，引起噩梦的因素主要有以下4个：

心理因素 ➡ 睡前过度紧张、过度兴奋，例如孩子初次离开父母在陌生环境中睡觉，各种内心冲突和焦虑情绪均可诱发本症，睡前听恐怖故事、看恐怖影视也是诱因之一。

- - - - - - - - - - - - - - - - - - - -

饮食与药物 ➡ 晚餐过饱或饮食太少等不良的饮食习惯，吃辛辣食物、脂肪含量高的食物都可能对梦产生消极影响；摄入了含有酒精的食物或不慎饮酒，以及使用抗抑郁药、巴比妥类镇静剂和麻醉药等药物，也会使人做噩梦。

- - - - - - - - - - - - - - - - - - - -

疾病因素 ➡ 流感等伴随有发烧症状的疾病常引起噩梦。此外，呼吸短暂和嗜睡病等睡眠紊乱病症也会增加噩梦的发生率。

- - - - - - - - - - - - - - - - - - - -

其他因素 ➡ 卧室空气污浊、被褥过厚、睡眠姿势不当、胸前受压等会影响到呼吸的顺畅或血液循环，使人的身体产生各种不适，诱发噩梦。

减少孩子做噩梦的有效方法

了解了做梦的机制和引起噩梦的一系列因素之后，父母要做的就是尽量减少孩子做噩梦的概率了。

1　减少不良刺激

所谓"日有所思，夜有所梦"，爸爸妈妈在平时要督促孩子多看一些健康有益、轻松愉快的影视或小说，少看或尽量不看易形成噩梦情景的影片或小说，因为这些恐怖、惊险的刺激性内容会形成人的记忆表象，一旦进入梦境就容易做与此有关的噩梦。

2　注意睡眠姿势

一般建议孩子采取右侧卧睡，如果是仰着睡，双手双脚应自然伸直，枕头不要过高。尽量纠正孩子趴着睡觉的不良习惯，因为这会压迫心脏，诱发噩梦。另外，也不要将手放在胸部压迫胸口，给睡眠造成压力。

3　减轻心理压力

梦是人们白天情绪的一面"镜子"，为了让晚上少做噩梦，家长应协助孩子做好自己情绪的管理师，保持一个平和的心态，尽量避免紧张、焦虑等不良情绪，减少负面刺激的产生。

4　睡前少吃辛辣及高脂食物

睡前让孩子少吃辛辣刺激的食物，因为辛辣食物能提高体温，扰乱睡眠，导致频频做噩梦。而2007年一项发表在《心理学报告》上的研究也显示，白天吃的高脂肪食物越多，睡眠质量变差的概率就越大。

5　养成良好的睡眠习惯

良好的睡眠习惯对于保证优质睡眠非常重要。家长应督促孩子养成早睡早起、定时休息的好习惯，建议选用蚕丝或纯棉等质地轻柔的被子。睡前两小时别做剧烈运动、不吃过多食物，多听听轻柔的音乐，或洗个温水澡，泡泡脚，都有助于优质睡眠。

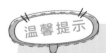
温馨提示

如果孩子正在做噩梦，家长最好将其唤醒，待其情绪稳定后再让其入睡。如果以上措施均无改善，要及时带孩子就医。

夜惊也是一种常见的睡眠障碍，它和梦游、说梦话一样，都发生在非快动眼睡眠期间，通常在入睡后的2个小时之内发生。与做噩梦不同的是，发生夜惊的孩子在睡醒之后一般不会有关于这些行为的记忆。

夜惊的典型表现

夜惊的发作次数不定，一般可连续发作数日或数十日，也可能隔数日发作1次。其典型表现主要有：

- 睡眠中突然尖叫、啼哭，时哭时止，或定时啼哭，甚则通宵达旦。
- 神情极度恐惧，出汗，呼吸急促，心率加快。
- 白天安静，多无发热、呕吐、泄泻、口疮、疖肿、外伤等表现。

夜惊的分类

一般可按照发病人的年龄将夜惊分为小儿夜惊和儿童夜惊两种。

小儿夜惊

指1岁以内的哺乳婴儿，因寒、热、受惊等而致的夜间定时啼哭，甚则通宵达旦，以此为主要特征的一种病症。

儿童夜惊

指的是儿童的睡眠行为异常，表现为入睡后突然惊醒坐起，呈恐怖状且喊叫，同时可有极端恐惧的自主神经和行为改变的睡眠障碍。

这里我们主要介绍的是儿童夜惊。儿童夜惊更多地出现在孩子发烧或睡眠状态改变的情况下，如长途旅行后、假期，或者是家里来了亲戚朋友时。如果孩子反复出现夜惊，则可能与长期不正常的作息时间有关。

如何应对孩子夜惊

首先，要减少孩子的压力，包括日常生活和学习的压力，多和孩子沟通，增加亲子间的接触与交流，营造良好的家庭环境；其次，帮助孩子建立良好、固定的睡眠时间体系，确保孩子得到充足的休息；最后，还可以采取按摩、营养补充等方法，辅助减少夜惊的发生。

★ 梦魇

宝宝渐渐长大之后，也会像大人一样，出现梦魇的睡眠障碍。梦魇俗称"鬼压床"，指在睡眠时做一种感到压抑而呼吸困难的梦，因梦中受惊吓而喊叫；或觉得有什么东西压在身上，不能动弹。

梦魇可发生于任何年龄，以3~6岁儿童为多见，且儿童期男女发病率基本相等。一般的梦魇多由疲劳过度、消化不良或大脑皮层过度紧张引起。对于孩子来说，多和他的心理压力有关，例如换了新保姆不适应、睡前亲子关系紧张等，如果宝宝经常发生梦魇，无法安然入睡，父母需要花心思去了解，协助宝宝解除压力，同时还要注意纠正宝宝的睡姿，如在睡觉时不要把手放在胸前，压在心脏上，也不要俯卧。

一般来说，由梦魇引起的睡眠障碍大多可以通过减轻压力、纠正睡姿等来改善，不需特殊治疗。

★ 出牙

每个宝宝的发育节奏不一样，症状也不一样。就拿出牙来说，有些宝宝出牙没反应，有些会发烧，有些会哭闹，有些会晚上也睡不好。面对这一情况，家长应该怎么做呢？

对于出牙时出现疼痛等不适的宝宝来说，妈妈可以洗净自己的双手，用一根手指轻轻来回按摩宝宝的牙床，或者给他使用磨牙玩具，这对减轻疼痛非常有效。

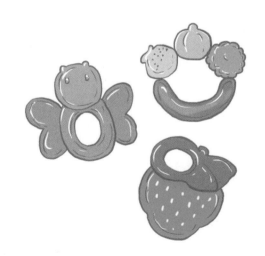

另外，出牙期宝宝容易心火旺盛、心情烦躁，自然会睡不安，有的小宝宝还会出现咬牙、抓头等动作。此时可以试着用饮食去调理，只有宝宝心平气和，才会睡得安、睡得好。

通常，在宝宝的牙齿长出来后疼痛就消失了，他会慢慢适应，睡眠障碍也会被扫除，妈妈不必过于担心。

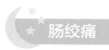
★ 肠绞痛

肠绞痛是指肠道相对缺血引起的餐后上腹或中腹部疼痛的综合征，又称腹绞痛、内脏绞痛、间歇性缺血性蠕动障碍等。常在餐后15～30分钟出现，持续1～3小时，疼痛时间和强度与进食量有关。此病多见于中、老年男性患者。近年来，关于孩子发生肠绞痛的概率也越来越高，尤其是0～3个月的宝宝，而由此导致的睡眠障碍也成为家长不可忽视的一个问题。

◑ 肠绞痛的判定方法

当孩子发生肠绞痛时，哭闹只是其中的信号之一，妈妈可以参考以下表格中的内容判断宝宝是否发生了肠绞痛。

可能是肠绞痛的表现	可能不是肠绞痛的表现
在宝宝哭时，妈妈所做的每一种安抚效果都不佳，最多只能维持一两分钟，随即又会开始凄厉地啼哭。	在宝宝哭时，妈妈所做的安抚多少都有点儿效果，或者做了几种安抚，其中某一种会产生很好的效果。
哺乳结束后，宝宝仍无法平静下来，会大声啼哭，或睡半小时左右再哭。	哺乳结束后，宝宝可能会立马安静，或哼哼唧唧地啼哭一会儿，哭累了就睡着了。
当宝宝好不容易停止啼哭时，他的身体还会一直在颤抖，无法静下来。	宝宝在安抚下能暂停啼哭，并且至少在妈妈将他送到床上之前能保持安静。
宝宝整个啼哭的过程至少持续1小时，甚至持续3～4小时。	宝宝整个啼哭的过程不足半小时，或在再次啼哭之前，有15分钟的愉悦时间。
同样的情况会在每天的同一时段发生，不会在别的时间段发生类似情况。	偶尔发生，或发生的时间段不固定，无规律可循。

◗ 肠绞痛对睡眠的影响

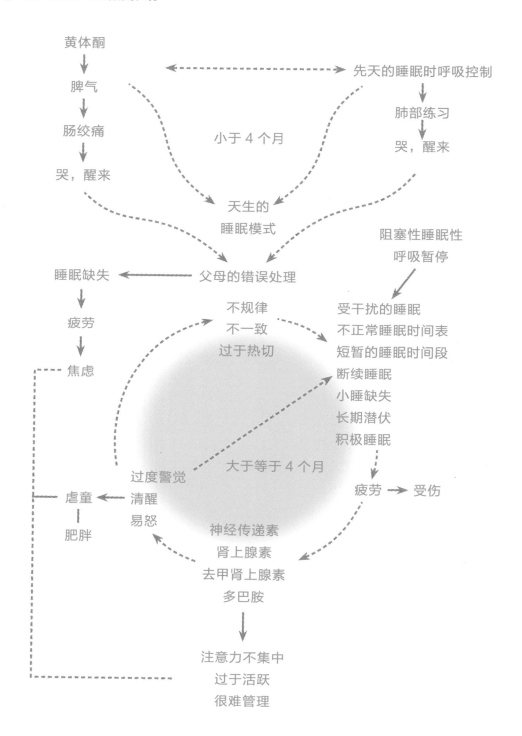

科学应对肠绞痛引起的睡眠障碍

宝宝一旦得了肠绞痛，一定会吃不好，睡不香，会影响其正常的生长发育，家长自然也会焦急和心痛。为此，掌握科学的应对方法就显得很有必要了。

儿科医生提醒，当宝宝因肠绞痛而哭闹、无法安心入睡时，家长首先要做的就是尽量安抚宝宝，使他减轻病痛、尽快入睡。

使用柔软、轻薄、略有弹性的小毯子或披巾，将宝宝舒适地包住，让他如同回到妈妈子宫内一样获得安全感。注意松紧要适度，以他的双手能够轻松吮吸到为宜。当宝宝小腿乱蹬、身体狂扭、想要离开包裹时，就该换一种安抚办法了。

以每分钟60次，摆幅在8厘米左右的方法轻轻摇晃宝宝，如果不好掌握这个方法，可以带宝宝在房间里来回走动，这种摇摆振动产生的舒缓效果类似于婴儿在妈妈子宫羊水中的感受。

对宝宝吹口哨或发出轻轻的嘘声，让他如同听到妈妈子宫内脉搏或血流的咝咝声，有较好的安抚功效。

轻抚宝宝的头部或者轻拍宝宝的背部，也可以给他做一个温柔的全身抚触。

播放轻柔的音乐，跟宝宝说话，为宝宝哼唱。特别是在胎教时听过的歌曲，对哭闹的宝宝能起到很好的安抚作用。

给宝宝洗个温水澡，流水的声音以及与妈妈皮肤的接触会让宝宝感到安心。

大多数肠绞痛的婴儿会在摇晃的车厢中睡得香甜，因此，有条件的话可以带宝宝开车"兜风"，给他创造适合他的睡眠环境。

如果上述几种安抚方法对肠绞痛哭闹的宝宝作用不大，宝宝依然无法安心入睡，妈妈就应及时带宝宝去就医，排除疾病隐患和睡眠障碍。

吐奶是婴儿时期十分常见的现象之一，但会影响宝宝的正常休息。宝宝一旦发生吐奶，无论睡得多香都会被弄醒，甚至不停地哭闹，让妈妈很头疼。为了预防和减少宝宝发生吐奶，保证睡眠质量，妈妈可以试着这样做：

○ 在喂奶后轻拍宝宝，帮助宝宝打嗝，让宝宝排出胃部的气体，有助于减少吐奶。

○ 在宝宝喝完奶后把宝宝的头部和上半身用枕头稍稍垫高一些。

○ 在宝宝喝完奶后，不要将他立马平放在床上，先竖抱一段时间再放。

○ 将宝宝放到床上后，应先让宝宝侧卧一会儿，然后再平躺下来。

○ 当宝宝发生吐奶时，让他俯卧下来，以免因呕吐物吸入气管而发生窒息危险。

○ 关于睡前洗澡，最好在喂奶之前给宝宝进行擦浴，洗完后再喝奶。

小儿湿疹是一种变态反应性皮肤病，多发于宝宝的头、下颌、面颊、屁股及四肢弯曲的部位。2岁以内较为常见，尤以2～3个月的婴儿为严重。牛奶、母乳、鸡蛋等食物，以及紫外线、人造纤维、生活环境变化等均可诱发小儿湿疹。

湿疹常反复发作，容易引起局部瘙痒，严重者会影响宝宝的饮食和睡眠状况。因此，妈妈要注意小心预防和护理：

○ 做好宝宝皮肤的保湿工作，可用婴儿专用护肤品为宝宝进行皮肤护理。

○ 减少过敏源，哺乳妈妈应少吃海鲜等易致过敏的食物。对母乳过敏的宝宝，应暂停母乳喂养，改用配方奶喂养。

○ 避免皮肤刺激，勿用过热的水洗澡，给宝宝准备的衣物、寝具应柔软。

○ 止痒，可在医生指导下使用护理药膏。

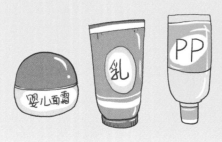

★ 消化不良

宝宝睡眠不安，入睡后伴有口臭、口干、口唇发红、舌苔黄厚、气促、腹部胀满、大便干燥等症状，通常表示宝宝消化不良。

当宝宝发生消化不良时，妈妈首先要做的就是检查宝宝的饮食状况，看他是否吃了什么不适应肠胃的食物，辅食的添加是否得当，并采取少吃多餐的饮食原则，还可以给他做做相关的抚触与按摩，缓解肠胃不适。如果自己无法改善这种情况，应就医解决。

★ 夜啼

婴儿白天能安静入睡，入夜则啼哭不安，时哭时止，或每夜定时啼哭，甚则通宵达旦，称为夜啼。宝宝夜啼不仅影响他自身的睡眠，也会让爸爸妈妈惊慌不安。其实，引起小儿夜啼的常见原因都是非病理性的，比如饥饿、口渴、憋尿或尿布潮湿，过冷过热、衣服不适、蚊虫叮咬或睡卧姿势不好，引起肢体疼痛麻木、呼吸困难等，找到了原因并及时解决，宝宝就可以安静入睡了。

★ 胃食管反流

通常，孩子的胃比成年人的浅，很容易发生胃食管反流。尤其是新生儿，其食管下三分之一的环状括约肌尚未发育完全，在喂奶后，胃部因胀大产生压力，括约肌的收缩强度不足以阻止胃部食物反流，大部分新生宝宝都会出现这种情况，这也是影响宝宝睡眠的一个重要因素。

要减少孩子胃食管反流对睡眠造成的不良影响，妈妈需要让孩子少食多餐，睡前4小时内不宜进食，以使夜间胃内容物和胃压减到最低程度，必要时可将床头抬高10厘米，利用重力来清除食管内的有害物。一般等宝宝长大一点儿，胃部发育成熟了，这种现象就会慢慢消失。

☽ ★ 呼吸不畅

　　当宝宝出现感冒鼻塞、流鼻涕、扁桃体过度肥大，或频频打鼾时，会有吸不到空气的感觉，此即呼吸不畅，它是影响睡眠的一个重要因素。

◐ 呼吸不畅的症状表现

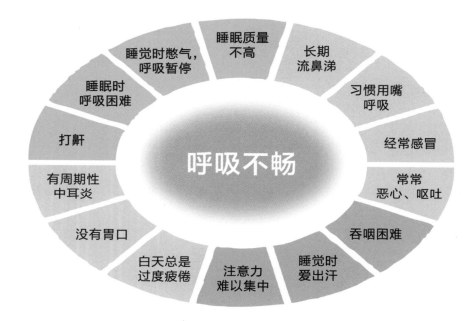

◐ 呼吸不畅与睡眠障碍

阻塞性睡眠呼吸暂停

睡觉时打鼾，呼吸困难，用嘴呼吸，被打扰的睡眠

↓

睡眠混乱

睡眠时间不正常，睡眠时间短，睡眠片段化，缺乏小睡，需长时间才能入睡

↓

行为问题、发育问题和学习问题

发育缓慢、学习成绩差、注意力无法集中……

🌙 如何防治呼吸不畅

要想科学地防治呼吸不畅引起的睡眠障碍，家长还需找准原因，对症解决。

1

原因：孩子患有感冒或鼻炎时，呼吸道被鼻涕堵塞，导致呼吸困难。

对策：使用吸鼻器帮孩子清干净鼻涕，或用温热毛巾让宝宝吸蒸汽（注意不要烫伤孩子）。

原因：孩子的枕头使用有误，或睡姿不正确。

对策：让孩子采用仰卧姿势，抬高头部和上半身，将枕头垫到肩下面，使脑袋后仰。

2

3

原因：孩子睡觉时不脱衣服，或穿过于紧身的衣物，使得前胸后背有压迫感。

对策：给孩子准备睡衣，睡前穿好，不要穿胸衣或紧身衣服。

原因：卧室内植物摆放过多，或摆放不正确，如月季花、兰花、百合花等会散发出浓郁的香味，使人闻到后神经兴奋或感到胸闷、头晕、呼吸困难；紫荆花的花粉会诱发咳嗽或哮喘，使人呼吸不畅，无法安然入睡。

对策：在孩子的卧室内摆放仙人掌等多肉类型的植物，其肉质茎上的气孔白天关闭，夜间打开，能在吸收二氧化碳的同时制造氧气，使室内空气中的负离子浓度增加，保证呼吸畅通。

4

5

原因：某些疾病也可能导致睡觉时呼吸不畅，如支气管疾病、肺部疾病、心脏病等。

对策：带孩子去医院进行相应的检查和治疗，及时排除病患。

原因：如果孩子睡前过度紧张或者做梦惊吓等，也会出现暂时性的呼吸困难。

对策：不要给孩子太大的压力，尽量营造和谐的家庭氛围，如果孩子在梦中受到惊吓，可以将孩子叫醒，安慰他并让他重新入睡。

6

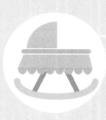

不同的宝宝采取不同的安睡策略

爸爸妈妈要知道，每个宝宝的睡眠状况都是不一样的，不要轻易拿自己的宝宝和别人的宝宝作比较，不同的宝宝应根据其特点采取不同的睡眠策略，才能有针对性地帮助他更快、更好地入睡。

哭闹程度一般的宝宝

据统计，大约20%的婴儿有极端哭闹、缠人的毛病，而剩下的80%则是哭闹程度一般的宝宝。此时父母可以采取有规律地帮孩子做运动，让孩子吮吸乳头、手指和奶瓶，以及用襁褓包裹宝宝这3个有效的安抚方法。

极端哭闹的宝宝

宝宝极端哭闹多是由于睡眠紊乱造成的，而且他们往往自我入睡能力比较弱，更容易在夜间醒来。父母在安抚宝宝的同时，更重要的是帮助宝宝养成与其生长阶段相适应的睡眠习惯，这样才能从根本上解决宝宝的安睡问题。

双胞胎或多胞胎

对于双胞胎或多胞胎来说，管理他们的睡眠状况比单胞胎更复杂。专家建议，当父母尝试管理两个、三个甚至更多宝宝的睡眠状况时，可以使用90分钟周期去建立他们的睡眠时间表。例如，可以选择让宝宝们在同一时间睡觉，这样爸爸妈妈就有很多空闲时间可以做自己的事情；也可以分别叫醒他们，这样可以使爸爸妈妈一对一面对每个孩子。无论选择哪一种方式，都可以控制宝宝小睡的时机，爸爸妈妈只需要在预想的下次小觉发生之前的90分钟时叫醒宝宝。

对于早产多胞胎或低体重多胞胎，他们会有一段时间觉醒期短于90分钟，而且相较于一般的多胞胎，往往会有特别的喂养需求，需要频繁醒来，此时爸爸妈妈应听从医生的建议，做好宝宝的产后饮食、睡眠等护理工作，给宝宝提供科学的照护。

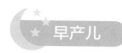

人类正常妊娠期从母亲末次月经的第一天开始计算，为期280天。妊娠期<37周（259天）出生的新生儿被称为早产儿或未成熟儿，体重大部分在2500克以下。

早产儿的生理特点

相对于足月儿来说，早产儿的身体各器官功能和适应能力均较差，需要被特殊护理。

1 外在特点

皮肤薄嫩、组织含水量多、有凹陷性压痕、色红、皮下脂肪少、肌肉少、指甲短软，头较大，囟门宽，耳壳平软与颅骨相贴，胸廓软，乳晕呈点状，边缘不突起，乳腺小或不能摸到。腹较胀，阴囊发育差。男性早产儿的睾丸常在外腹股沟中，在发育过程中渐降至阴囊内。女性越早产者则其小阴唇分开而突出。手足底皱痕少。

2 体温调节

体温调节困难且不稳定，一方面，其肌肉少，张力低，不能改变姿态以缩小失热的面积；另一方面，由于汗腺发育不成熟，出汗功能不全，也容易发生体温过高。

3 体重增长

早产儿体重增长的倍数较足月儿大，1岁时足月儿的体重大致等于出生时的3倍，1500克～2000克早产儿1岁时的体重可达初生时的5倍，1000克～1500克者可达7倍。

4 喂养

早产儿吮奶及吞咽能力均弱，贲门括约肌松弛，易致呛咳，吐、泻及腹胀。此外，铁及维生素A、维生素D的储存量比足月儿少，易得该种营养缺乏症。

5 抵抗力

对各种感染的抵抗力极弱，即使轻微的感染也可酿成败血症等严重后果。

用心呵护早产儿的睡眠

　　早产儿往往比足月儿需要更多的睡眠，他们觉醒期比90分钟短很多，通常喂奶之后没几分钟又困了。充足的睡眠能帮助早产宝宝完成大脑发育，而足月宝宝在妈妈肚子里的时候就已经完成了。可见，睡眠对于早产儿至关重要，爸爸妈妈需要做的就是根据宝宝的困乏信号，帮助他获得尽可能多的睡眠。可以从以下几个方面入手，让早产宝宝能够安睡一整晚。

1　提供合适的睡眠环境

　　早产宝宝的卧室应设有空气调节设备，保持恒温、恒湿和空气新鲜。睡觉时的卧室温度应保持在24℃～28℃，室内相对湿度保持在55%～65%，为宝宝创造合适的睡眠环境。

2　早产儿睡姿的选择

　　早产儿的中枢未成熟，哭声微弱，活动少，肌张力低下，神经反射也不明显，咳嗽、吮吸、吞咽等反射均比较差，因此，睡姿的选择非常关键。一般来说，刚刚出生后的早产宝宝应选择右侧卧睡，喂奶后侧向右，换尿布后侧向左。平时父母还要经常帮他调换卧位，以助肺部循环和防止肺炎。

3　注意保暖

　　无论是在睡觉时还是在其他时间，早产儿从出生时起，就应格外注意保温问题。婴儿体温应保持在36℃～37℃，妈妈可以在每天的上午、下午各为宝宝测量一次体温，并密切观察宝宝睡眠时的体温状态，如最高体温或最低体温相差1℃时，应采取相应措施以保证体温的稳定。必要时可以使用暖水袋给孩子保暖，但千万注意安全。

4　保证睡眠期间的营养供给

　　对于早产儿来说，营养供给是第一位的，即使宝宝处于睡眠的状态，妈妈也要遵从医生在喂养方面的建议，每隔一段时间就要叫醒宝宝并精心喂养他。实践证明，2岁前是弥补先天不足的宝贵时间，只要科学地喂养，在2周岁以前早产儿的体质赶上正常儿是完全可能的。这样的早产儿在体力、智力方面都不会比正常儿差。

5 做睡前抚触

抚触给孩子带来触觉上的刺激，能有效减少哭闹，改善早产宝宝的睡眠状态，使其容易进入深层睡眠，睡得更香甜。此外，早产宝宝正处于生长发育的重要阶段，神经系统尚未发育成熟，容易疲劳。抚触会在孩子大脑形成一种反射，这时孩子的眼睛、手脚跟着活动起来，当这种脑细胞之间的联系和活动较多时，就能促进孩子智力的发育，减轻身心的疲劳，对宝宝的成长大有裨益。

由于早产儿生理发育的特殊性，妈妈在给宝宝做睡前抚触时，一定要注意细节。例如，按摩前可先放些柔和的音乐来转移宝宝对按摩的注意力；按摩过程中，手法要轻柔、缓慢，最好不要隔着衣服，以免按摩时衣服摩擦皮肤，给宝宝带来不适感；按摩后，宝宝会消耗一定的体力，这时可根据宝宝体重的轻重，补充适量温开水。

6 防止感染

除了专门照看孩子的人外，最好不要让其他人走进早产儿的房间，更不要把孩子抱给外来的亲戚邻居看。专门照看孩子的人，在照顾早产宝宝如为他翻身时，要换上干净清洁的衣服（或专用的消毒罩衣），并洗净双手，预防感染。

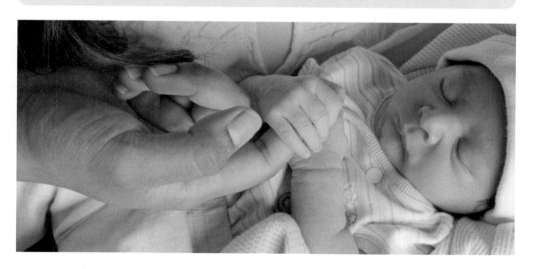

大多数早产宝宝在正常预产期过去几周以后，家长就可能看到90分钟周期出现了，表明宝宝的睡眠已经基本适应并形成了自己的规律。但早产儿毕竟是一个特殊的群体，妈妈在护理早产儿时，千万不要急躁，要细心观察孩子的变化，也不要过分紧张，相信只要经过科学的调理，孩子一定会健康成长的。

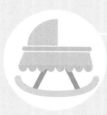

特殊情况下宝宝的睡眠安排

除了平时在家里睡觉之外，宝宝的睡眠还会不可避免地遇到一些特殊情况，比如度假或探访亲友期间，搬家的时候，节假日，以及家里有第二个宝宝出生的时候等，这些都会影响正常的睡眠状态。

度假或探访亲友期间

在度假或探访亲友时，要想保证全家人都能睡好，关键在于让宝宝尽快在新的环境中找到与家中相似的感觉，让他有安全感，得到安慰。因此，当爸爸妈妈计划带宝宝外出度假或探访亲友时，可以通过这样做，帮助宝宝减轻不安全感：

- 如果宝宝有特别依恋的物品，如玩具、安抚奶嘴等，一定要带上。
- 带上宝宝在家里使用的枕头或毯子，这样可以让他在新床上有熟悉的东西。
- 尽量保持宝宝平时的作息习惯。

巧妙克服度假地的时差

若度假地有时差变化，爸爸妈妈可以利用90分钟周期去重置宝宝内在的生物钟，即在到达终点之前使用90分钟睡眠周期去维持宝宝的小觉模式，90分钟后叫醒他，接着，90分钟觉醒之后再次将他哄睡。如此反复，即使在到达目的地之后也坚持这一模式，直到目的地时区的上床时间到来，然后让宝宝愿意睡多久就睡多久。这样可以让宝宝更快地适应时差的变化。

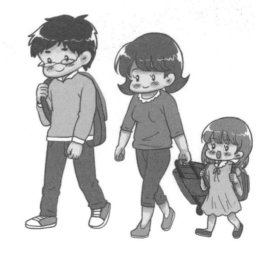

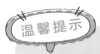

不要在长途飞行之前剥夺宝宝的睡眠，因为这并不会给宝宝带来飞机上更好的睡眠，只会让宝宝更兴奋。

★ 家里有第二个宝宝出生

　　我们建议宝宝出生以后，坚持同室不同床的原则，让宝宝睡自己的婴儿床，但和妈妈在一个房间内。因此，当家里有第二个宝宝出生时，爸爸妈妈要兼顾两个孩子的作息时间，处理好孩子的睡眠问题。

　　如果两个孩子年龄相差不大，就需要另购置一张婴儿床，并合理摆放；如果大宝3岁以后二宝才出生，那么此时可以考虑给大宝换大床，把婴儿床让给二宝。不过，给孩子换大床睡是一个变化，一个习惯的养成毕竟需要一定的时间。因此，在这期间，爸爸妈妈要多花时间陪伴和安抚大宝，给大宝一个心理适应的过程，并找好时机告诉他："你已经长大了，可以睡大床了。"让他自豪地把自己的床留给弟弟或妹妹，不会有被取代的感觉，这对于培养良好的家庭关系和亲子感情也是很重要的。

★ 搬家

　　搬家会不可避免地改变孩子原本已经适应的睡眠环境，一些挑床的孩子可能会在新环境中睡不着。其实，由于搬家而产生焦虑或恐惧，影响睡眠，对孩子来说是正常的，家长不需要过度担心。此时，爸爸妈妈的主要目标是尽可能保持孩子睡眠习惯的规律性和延续性。

　　如果孩子的年龄在1岁以下，要马上重新建立搬家前行之有效的上床时间表和睡眠模式，如果孩子比较大了，就要慢慢来。因为此时孩子对新事物的恐惧和好奇，对日后变化的不确定等因素都可能引起他诸如拒绝小睡、晚上难以入睡、夜间频繁醒来等睡眠问题。可以通过延长对孩子夜间的安抚时间，例如开开夜灯、把卧室门打开等方式，让孩子镇定和放松。孩子慢慢地就会回归以前健康的睡眠习惯。

★ 节假日

节假日对于孩子来说既是玩耍放松的时间，也存在一些成长隐患，如安全问题、睡眠问题等，家长要做好监护人的工作，让宝宝度过欢乐的假日时光。

● 节假日期间的睡眠变化

节假日期间，很多孩子换了环境，家里人多，会比较兴奋，再加上现在生活节奏加快，大人们平时忙着工作，所以，一到节假日，很多人都忙着带孩子参加聚会，难免会影响到孩子的作息时间，使其睡眠规律暂时被打破，日常的长觉可能被转换为数个小觉。一些过度兴奋的宝宝，还会出现在餐椅中睡着的情况。

● 节后科学调整宝宝的睡眠

节假日一过，很多妈妈就会不期然遭遇宝宝的"节后睡眠失调综合征"——宝宝吃不好，也睡不好，精神受影响，脾气也变大了。此时，学会科学调整宝宝的睡眠，帮助他重建睡眠规律就显得很有必要了。

1 每天早睡半小时

家长可以每天一点儿一点儿地提前孩子睡觉的时间，按照循序渐进的原则，例如让孩子每天早睡半小时。切记不要一下子提前两三个小时，以免导致孩子产生强烈的不适。

2 营造合适的睡眠环境

家长可以提前将家里的电视、电脑等关闭，调暗灯光，保持安静的环境，轻声细语地讲话，将孩子带入一个舒缓的环境中，有助于更快入眠。

3 不要让孩子在睡前喝太多的水

夜里起来上洗手间不是一个好习惯，所以家长应该控制孩子临睡前半小时的喝水量，这样就可以有效避免孩子受尿液的干扰而导致睡眠质量不佳了。

4 缩短孩子小睡的时间

将宝宝平日上、下午睡的两小觉缩短为一小觉，改变宝宝的睡觉模式，到了晚上，宝宝自然就会瞌睡了。

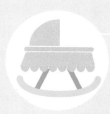

常见的睡眠问题及解决方法

睡眠是婴幼儿日常生活中的一个重要内容，优质的睡眠可以保证孩子的健康成长，而睡眠质量低下，或可影响孩子的一生。下面列举了婴幼儿常见的几个睡眠问题，并提出了具体的解决方法，相信会对家长和孩子有所帮助。

★ 宝宝早晨醒得太早怎么办

一般来说，人体正常睡醒的时间范围很广，从5:00到9:00都可以。而从生物学的角度来看，宝宝早晨醒得早，比如天刚刚亮的时候，甚至天亮之前就醒来，对于小孩子来讲是健康的，能帮助他适应地球光明和黑暗的24小时周期。这就是为什么婴儿普遍在太阳升起的时候醒来充满活力，而在黄昏时变得昏昏欲睡。

不过，宝宝早晨醒得太早也是分情况而论的。如何判断宝宝的早醒是否健康呢？宝宝一天的情绪状态是一个很好的指标。

健康早醒的宝宝	休息得很好，觉醒得很自然	⇢	心情舒畅、能够集中注意力
非健康早醒的宝宝	由于过早地醒来，睡眠时间不足	⇢	整天烦躁、心情抑郁

其实，大多数的孩子在学龄期就不会出现早醒了。当孩子发生早醒现象时，家长普遍会急切地想要推迟孩子的早醒时间，可能会采取完全遮住孩子房间的窗户，或者推迟孩子上床睡觉的时间等措施，这都是不可取的。家长须知，由生物钟驱动的早起往往很难被人为地改变，我们应该在顺应宝宝觉醒和睡意的自然消长规律的前提下，采取一些科学合理的举措，有效延长孩子早间睡眠的时间，只有这样，才能保证孩子的身心健康。

晚上早点儿把宝宝放到床上

科学研究表明，更早的就寝时间往往会导致更晚的醒来时间。为了改变宝宝的就寝时间，建议家长比平时早15分钟把宝宝放到床上。如果家长遵循N.A.P.S.（N指记录宝宝上次醒来的时间：No to the time of your baby's last waking，A指加上90分钟：Add 90 minutes，P指与宝宝玩或进行别的活动：Play and pursue other activities with your baby，S指安抚宝宝睡觉：Soothe your baby to sleep）计划，那么可以在宝宝下午或傍晚小睡时提前15分钟唤醒他，从而让宝宝在晚上更早就寝。坚持做几天，直到看到孩子在醒来后有得到充分休息的迹象，那时候就会发现，孩子的总睡眠时间延长了90分钟，这正是完成一个睡眠周期所需要的时间。

确保宝宝白天的小觉是足够的

如果宝宝在白天的小觉不足，也可能会导致他们在早上过早地醒来，例如在天刚亮之前醒来。因此，家长在白天应努力为孩子营造良好的小觉环境，并保证其睡眠时间的充足。如果家长遵循N.A.P.S.计划，那么要严格执行该计划，并注意观察宝宝的睡眠信号，确保他得到了足够的白天睡眠。

避开喂奶所导致的早醒

如果妈妈经常在早上5:00给宝宝喂奶，久而久之，他的身体就会习惯性地在这一时间出现饥饿的信号，从而造成人为的早起，并且可能还会巩固这种早起习惯，即使孩子的睡眠并不充足。因此，妈妈应尽量避免在早上太早起床给宝宝喂奶，除非是处于断奶期等特殊时期的宝宝。

确保宝宝不冷

研究表明，人的体温会影响睡眠，例如，脚指头凉的成年人在夜间更难以入睡。而婴儿的"表面体积比"相较于成年人更小，因此他们会比成年人更快地散发掉热量，这种热量的损失会导致他们过早地醒来，尤其是在快速眼动周期结束时。所以，家长应确保孩子在睡觉时房间温度是适宜的，天气转凉时记得帮孩子及时加盖被子。

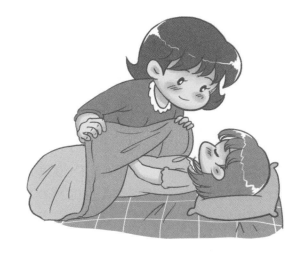

★ 晨睡时间太短或太长怎么办

80%的一般程度哭闹的孩子会在3～4个月时形成晨睡的习惯，剩下的20%的极端哭闹的孩子则要晚几个月。孩子晨睡时间太短或太长都不利，家长要有解决办法。

● 晨睡时间太短

造成孩子晨睡时间太短的原因主要有两个，一是孩子本身只需要短时间的晨睡。有数据调查显示，大约有20%的6～21个月的孩子，晨睡和午睡时间都比较短；二是孩子早晨醒来和开始晨睡之间相隔时间太长。一般4个月大的孩子，往往需要在早晨醒来后1小时就开始晨睡，这样就不容易疲倦，而年龄大的孩子如果开始晨睡的时间不合理，小睡的时间就会缩短，无法帮助孩子恢复精力，一天剩下的时光也会比较难熬。另外，如果周围环

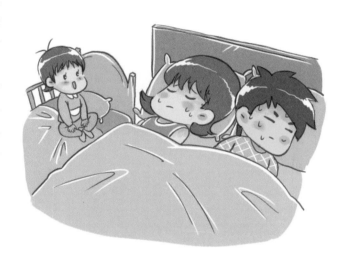

境过于干扰，孩子的晨睡时间也可能会变短。当孩子晨睡时间过短时，家长应从以上三点原因出发，寻找对应的解决措施，尽量延长孩子的晨睡时间。

专家建议，9:00～10:00让孩子晨睡，能达到良好的睡眠效果，如果孩子过度疲倦的话，也可以将晨睡时间提前到8:45甚至8:30。因此，家长应控制好孩子早晨的起床时间，建议在7:00左右叫醒孩子。

● 晨睡时间太长

晨睡时间太长，会影响到孩子本应在12:00～14:00进行的午睡，从而使孩子在傍晚时疲倦不堪，打乱整个睡眠的生物钟。家长应将孩子晨睡的时间控制在1～2小时，如果孩子晨睡时间超过了10:00，应及时叫醒他。同时，把孩子晚上上床睡觉的时间提前，这样孩子早上醒来的时候精力会更充沛。

在孩子晨睡前，家长可以带他进行一些户外活动，快到小睡时间时，给孩子洗个澡，同时让孩子的卧室保持相对安静，对提高孩子的睡眠质量有益。

★ 午睡时间太短或太长怎么办

午睡一般会持续到孩子3岁，可分为浅睡和深睡两个阶段。宝宝刚躺在床上时还没有真正入睡，处于浅睡阶段，80~100分钟后，即进入深睡阶段。午睡时间太短或太长，对宝宝都是不好的。

如果孩子的午睡时间太短，或者没时间午睡，那么他接下来半天的精力都会受到影响，导致无精打采、昏昏欲睡，影响正常的生活；如果午睡时间太长，则会让孩子出现头昏脑涨、神经紊乱等问题，还会影响晚上的正常睡眠，导致夜间睡眠时间减少，睡眠质量下降，影响身体和心智发展。可见，保持合适的午睡时间至关重要。

一般来说，1岁以下的宝宝午睡时间最好控制在2.5小时左右，1~3岁的宝宝午睡时间最好在2小时左右。如果孩子午睡时间过短，就让他一直坚持到下一次睡眠时间，同时晚上睡觉的时间也要相应提前；如果孩子午睡时间过长，家长就要看准时间，及时叫醒孩子。

★ 夜间睡觉时间太晚怎么办

宝宝睡得晚，激素分泌不够，势必会影响其正常的生长发育。新生儿在出生6周后，由生物钟设定的上床睡觉时间会相对提前。如果爸爸妈妈不能顺应这一规律，让宝宝早点儿上床睡觉，孩子就会表现出过度疲倦的状态。因此，家长要适应宝宝的睡眠规律，尽量使宝宝夜间睡觉的时间不要过晚。例如，调整自己的生物钟，尽量和宝宝一起入睡，如果因为工作或其他事情，无法提前自己的入睡时间，可以找其他家人或保姆帮忙照顾和哄睡宝宝。如果以上条件都无法满足，宝宝上床睡觉的时间不得不推迟的话，那么在上床之后，应尽可能早点儿将孩子哄睡，让宝宝尽量拥有充足的睡眠。

★ 如何有效改善宝宝睡眠浅的问题

导致宝宝睡眠浅、睡不踏实的原因有很多，包括缺钙、睡眠环境不佳，以及存在口腔感染、湿疹等生理性疾病等。要改善这一睡眠问题，妈妈要找出原因，对症解决。如为缺钙的宝宝补钙，营造良好的睡眠环境，排除病患等。

★ 因为害怕而睡不好，如何处理

宝宝在2～4岁这个年龄段，因为想象力比较丰富，很容易产生害怕的情绪，黑夜、打雷、闪电、咆哮的狗以及其他无法控制的情境都会让他害怕。此时家长能做的就是多安抚他。

给宝宝准备玩具熊或洋娃娃，放在他的婴儿床上，能增加他内心的安全感。

在宝宝额头上盖上轻柔的如围巾般的毯子，可以选择丝绸质地或毛织物。

把宝宝卧室的门打开，让他感受到自己不是独处的状态，有爸爸妈妈的陪伴。

给宝宝准备一个铃铛，在害怕的时候可以摇铃向父母求助，但是要提醒孩子，只有一次机会，因为多次摇铃会违反睡觉纪律。

年幼的宝宝总认为自己的爸爸妈妈无所不能，可以利用这一点来安慰害怕的孩子，告诉他爸爸妈妈能打跑所有的怪兽，帮助他树立自信心，安然入睡。

可以开一盏夜灯，或将宝宝隔壁房间的灯打开，等他入睡后再关掉。注意不要把灯通宵开着，因为人工光源会对宝宝产生压力，使宝宝情绪不宁、躁动不安，甚至难以成眠。

温馨提示

爸爸妈妈一定要小心监护这个年龄的宝宝所看的电视节目，尤其是在晚上看的节目。因为大部分的宝宝，尤其是那些聪明、敏感的宝宝，可能会把这些影像带入睡梦中，使得难以入睡，甚至做噩梦。

明显已经很困了，可就是不肯睡

夜晚来临，宝宝明明很困了，但就是不肯睡。他可能会在准备睡觉之前想尽办法拖延上床的时间，这不仅会影响宝宝的睡眠，大人的情绪和睡眠也会受到影响。

当宝宝不肯睡觉时，父母不妨提前跟宝宝做好约定。比如，和宝宝说"我们今天要讲两个故事，喝一杯水，然后去一趟厕所，拥抱两次，亲两下，最后就说晚安睡觉了。"形成一套常规的程序，然后坚持下去。如果宝宝提出了更多的要求，父母可以简单地重复上面那段话，并坚定地拒绝宝宝额外的要求，久而久之，宝宝就会形成固定的睡觉意识，按时睡觉了。

如果妈妈百般相哄，宝宝依然不肯入睡的话，千万不要过于急躁，言语行动要更加心平气和，不要随意对宝宝发脾气，你可以轻声和他说话，抚摸他的背部，为他轻捏脚底和脚趾等，告诉他这是睡觉时间，最后宝宝会逐渐安静下来，安然入睡。

刚才睡得挺沉，为什么一放下去就醒

婴儿直接进入睡眠的快速眼动阶段，比非快速眼动阶段的睡眠更轻、更活跃，这也意味着他很容易从快速眼动睡眠中醒来。这就是如果宝宝在妈妈的怀里睡得很沉，但是一把他放到婴儿床上就会醒的原因。另外，在快速眼动时期，宝宝很难调节自身的体温。在妈妈的怀抱里，他会感到温暖和舒服，但如果把他放下，体温就会很快地下降，导致宝宝更容易醒来。

此时，妈妈需要掌握一些小的诀窍，从而更顺利地将宝宝从怀里转移到婴儿床上。例如，抱宝宝睡觉时，包一条薄的毯子，将孩子放到床上时，毯子也一起放到床上，能为宝宝很好地保暖。或者也可以把毯子垫在下面，等孩子睡着后，轻轻拿起毯子的边缘，用吊床式的方法，把他轻轻地放到床上，在这个过程中，不要碰到他的脖子或身体其他部位，这样不容易惊动他。

另外，当把宝宝放到小床上时，尽可能多地保持与宝宝的身体接触，例如可以把手放在他的身上片刻，使这种转移更加自然，宝宝也就不容易醒了。

如果以上两种方法的实际作用都不大的话，妈妈可以让宝宝换一种入睡方式，如让宝宝清醒时就躺在床上，这可以从根本上解决问题。

★ 好不容易哄睡着，怎么半小时又醒了

有时候妈妈可能会发现，好不容易把孩子哄睡着，结果半小时又醒了，十分恼人。这种情况多发生在孩子白天小睡时。由于睡眠周期和环境等问题，常会有半小时左右觉醒的表现，这是正常的。此时妈妈应保证安静的睡眠环境，并帮助孩子养成良好的睡眠习惯，在相对固定的时间哄睡等，相信孩子的整体睡眠会逐渐改善。

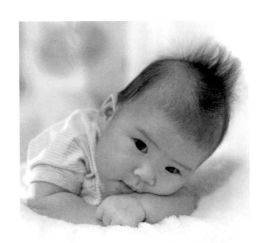

★ 发现宝宝入睡后抽动，要不要去医院看看

婴儿大脑发育尚不完善，睡眠时大脑中控制肌肉运动的部分仍然较为活跃，从而会产生间歇性的抽动。最初的3~6个月可采用襁褓、搂压等方式缓解抽动对睡眠的影响，一般这个现象会随着成长自愈，不需要去医院。此外，有研究认为，缺乏维生素D，导致血钙水平低的宝宝，也容易出现入睡后抽动。如果宝宝入睡抽动过于频繁，可以带他去医院检查。

★ 为什么学会翻身，夜里就睡不好了

宝宝在学爬、学坐、学站期都会干扰到睡眠，翻身属于大运动发展期和大脑发育跳跃期，面临大量的学习和记忆工作，而快速眼动睡眠具有存储、整理白天记忆的功能，所以在此期间睡眠也会受到相应的影响。

如果宝宝出现因为翻身而导致睡不好的问题，妈妈要在白天给足宝宝时间练习，等他慢慢熟悉这一动作以后，运动刺激会相应减少，晚上就可以安心睡觉了。

★ 不是饿了，也不像不舒服，怎么还醒那么频繁

在宝宝6周大之前，经常夜醒是常态，这一轮轮的觉醒和睡眠可能会帮助婴儿的大脑校准他终身受用的睡眠机制。

一般来说，宝宝有3种常见的频繁夜醒的模式，不同的模式可以采取不同的策略，但前提是确保宝宝的睡眠环境舒适。

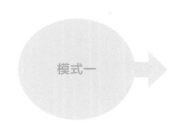

每一两个小时醒来一次

此时妈妈要集中精力让宝宝拥有更高质量的日间小觉，当宝宝从小觉中得到更好的休息时，夜间睡眠也会有所改善，他就不会那么频繁地醒来了。

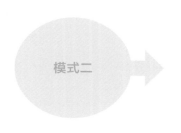

频繁地醒来，而且狼吞虎咽

这种情况的宝宝很可能形成了依赖食物以回到睡眠中去的不良习惯，为了减少这种依赖，妈妈要先跟儿科医生确认宝宝的喂养情况是否科学，体重增加是否合理，在医生建议的基础上，做出相应的调整，减少宝宝的夜醒。

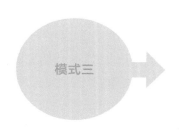

频繁地醒来，刚开始喂奶又立刻睡着了

这表示宝宝并非真的饿了，他只是想得到一些安抚，从而帮助他重新入眠。此时妈妈可以提供除了喂奶以外的其他安抚方式，如做抚触按摩，给宝宝播放催眠曲等，减少宝宝对喂养的依赖，营造长时间的高质量睡眠。